マクロファージ活性

人間に備わった
治癒力と**恒常性**を
活性化させて
病を消滅させる

110歳の秘訣

医学博士
肥後春男

推薦の言葉

医学博士／外科医／ハズしまぶくろクリニック院長
島袋 隆
（京都大学医学部1986年卒業）

肥後春男先生の上梓されました超ユニークな本の紹介の前に、僭越ながら私、島袋隆の自己紹介を兼ねて推薦の言葉をスタートしたいと思います。そのほうが、肥後先生の病気に対するお考えと、私のそれがどのようにシンクロしたかがよくわかるかと思いますので。

医者になって三十七年目を迎えます。癌外科医としての経験を重ねるなかで、ステージ3だろうが、ステージ4（一般に言う末期状態）だろうが、ステージに関係なく、根治に至る患者さんを診る機会に恵まれると同時に、ステージ1（一般に、早く見つかってよかったね的な）でもお亡くなりになる患者さんも経験しました。

手術を行い、根治した患者さんもいれば根治しない患者さんもいる。一方、手術が出来なくても根治する患者さんがいる。果たして一体全体どういうわけなのか、何が治る・治らないの境なのか、何が決めているのか、このことが私の〝考える旅〟のきっかけでした。

この旅の宿場町（まだ旅は終わっていませんが）で出会った上記の問いに対するヒントめいた言葉が、「自己の治癒力」「免疫力」「酸化状態」「電子が豊富」等のおおよそ外科の日々の診療では聞くことや話すことのないものでした。

最初、おぼろげであった病気の根治のイメージが、次第に輪郭を伴い、自分の中ではっきりとしたイメージになった、２０１３年（平成25年）10月1日、「ハズしまぶくろクリニック」がスタートしました。

今年10年目を迎えるにあたってクリニック便りに書き記した文章を、ここにそのまま掲載してみます。

２０１３年（平成25年）10月１日、ハズしまぶくろクリニックがスタートしました。今年10月１日から、10年目に入りました。

自分のやりたい癌医療を、制限なくやり通すことを肝にスタートしました。現役外科医で、腕の立つ（自分で言うか～、でも多方面から今まで通りバリバリの外科医としてのキャリアの続行を要望されましたが）医師が、外科手術をメインとせずどうしていくのか。周囲の方の不安と、一方お手並み拝見ムードの中で、温熱療法、免疫療法、抗酸化療法、もちろん三大療法もうまく組み合わせてという、周りに類を見ない医療がスタートしました。しかし、私が一番に重要視した点は、出来るだけ患者さんに寄り添い、丁寧に説明し（ごく当たり前ですが）、出来るだけ患者さんのやりたいこと、やりたくないことをかなえていく医療でした。おいおい、医者がリードせずにどうする、こんな声があることも十分に承知していますが（なんだか、国会議員の答弁に似ていますが）、〝病気はあくまでも結果であり、原因ではない。原因を抑えないと真の意味の根治は得られない〟という、今や私の常識となっている考え方、思いからすると、原因を本当の意味で解決できるのは患者さんしかいませんので、患者さんが嫌がることはしないに越したことはありません。雨漏りに例えますと、天井からぽたぽた雨のしずくが落ちている状態、これがいわゆる病気で、しずくを洗面器で受けているのが対処療法といわれる治療で、抜本的には、ひびの入っている屋根、瓦を修復しないといけません。この修復ができるのは最終的には患者さんしかいません。自分で、屋根にひびを入れたのだから、自分で治せるのです。私は、そのひび割れた部位までの案内や、修復過程における相談役といったところでしょうか。

この9年間で、ステージ4を克服した患者さんもいれば、克服できなかった患者さんもいます。クリニック受診を希望されていましたが、結局は受診できなかった患者さんもたくさんいます。クリニックに来てよかったと思う方もいれば、そうでない方もおられるでしょう。でも、私は、私のできることを、粛々と日々実践していくだけです。日々徳を積み重ね、〝気〟

の満ちた、〝エネルギー〟にあふれた、〝波動〟の高い、そういうクリニックになっていくよう願っていると同時に頑張ってまいる所存です。

これまで多くの方々に縁をいただきありがとうございました。

スタッフの皆さん、ありがとうございます。

これからもよろしくお願いします。感謝！


開業翌年の２０１４年春に、肥後春男先生とお知り合いになる機会に恵まれました。

肥後先生は長年にわたる研究の根幹から、「マクロファージ活性法により病気は消滅させられる」と言われます。実際に、本書にも説明があります位相差顕微鏡で、〝血液がバラバラ〜、サラサラ〜〜〟となった自分の血液を見せていただき、ショックを受けました。これぞ抗酸化の極みと。

病気の根源は、表現方法はいろいろありますが、〝細胞の酸化亢進〟、いわゆる血液がドロドロネバネバベトベトになることと感じていた私にとって、血液が〝バラバラ、サラサラ〟になることは、病気の根治の必須条件でした。

肥後春男先生は当時から、〝目指すは病気の消滅（治癒ではない）〟やら、〝病気の時は細胞が便秘状態〟やら、多くの医療者が言わないような表現を、いつもニコニコとして仰っていました。と思いきや、時には真顔で突然、〝人間とは〟、〝魂とは〟、〝生まれ変わるとは〟、このような事もお話しくださいました。

それまでにお会いしたどの医療者とも話す内容が違っていました。いわゆる内容が宇宙やら、細胞やら、ご先祖様やら多岐にわたり、しかも慈悲深く、非常に不思議な方でした。

私も、病気は結果であり、病気になった原因が解決できると結果が消える（消滅）ことを実感していましたので、肥後先生の考え方、哲学と非常に近しいものを感じ、現在までお付き合いが続いてきたわけです。

その肥後春男先生が満を持して、『マクロファージ活性　110歳の秘訣』を上梓されることになり、なんと私に「推薦の言葉」をとの、身に余る、一種重たすぎる仕事を与えていただきました。これも感謝ですが少し荷が重い……。形式も、常識もよくわかりませんが。

さてさて本題に。

この本の主題の一つは、マクロファージという、自然免疫にも、獲得免疫にも（簡単に言いますと、コロナ感染症克服にも、癌を消失させるためにも）非常に重要な働きをする免疫細胞の一つですが、これをある程度分かりやすく、ある程度専門的に説明しています。

この〝ある程度〟の塩梅が、いかにも肥後先生らしく、書こうとすれば超専門的にも書けるところを、〝ある程度〟にすることで、長寿に、健康に非常に興味がある多くの方（ほとんどは、医師や看護師、医療従事者ではない一般の方だと思います）にも読みやすくなり、その方々のこれからの〝生き方〟に一助にでもなればという、先生の優しさが染み出ています。

そうかと思えば、ある章では、料理のレシピが紹介されていたりで、非常に砕けているというか、他に類を見ない面白い内容になっています。当然ただの料理レシピ本ではなく、肥後先生自らが実践し、位相差顕微鏡で血液の動きをライブで確認し、マクロファージ活性が高まるためのレシピです。「医食同源」の観点からも、読者の方に少しでも、〝食〟に心配りをしていただくようとの親心を感じます。

しかし、私が最も驚いた内容は、第6章の、心、宇宙に関した章でした。読者の方の中には、「なにこれ、宗教書?・」「スピリチュアル?」と思われる方もいるでしょう。しかしこれが現在、最も進んだ、量子力学や、ひも理論や、ゼロポイントフィールド（ＺＰＦ）の世界の話であることを書き示しておきます。

〝心〟や〝意識〟が、万物を変える。この章を理解しようとする態度が、間違いなく、病気の原因に気づき、患者さん自らが病気を治す、病気を消滅させるのに必須です。

この本をきっかけに、多くの方が、これらの入門書でもいいですから、手に取られるきっかけになれば、これぞ肥後先生の本望とでも言って過言ではないでしょう。

肥後先生は「人工的な治療もある程度必要であるが、親譲りのマクロファージ活性を高めることこそ長寿の根幹である」との信念で、日ごろから執筆活動や、講演活動を通し、多くの方々に、健やかな人生を過ごすための啓蒙活動を実践されています。

誠に多忙な日々を送られる中、この度のマクロファージ活性治療法の著書を出版されるにあたり、21世紀最新の健康法として実践活動をされている各界の先生方によるご寄稿も掲載されており、より充実した内容の著書となっています。

本書を通じて肥後春男先生の活動を一人でも多くの方が理解し、また実践いただくことによって「真の健康長寿」を享受されますようお祈りいたします。

長い推薦文となりました。ここまで読んでいただきありがとうございました。

ではでは、肥後ワールドへ、皆様ご一緒に参りましょう！

2022年12月吉日

はじめに

前著『未来の子供たちに贈る100歳長寿の秘訣』（現代書林）を著したのは2005年。早いもので17年も前のことです。この間に世の中はすっかり変わりました。

科学者や医療従事者の知見や考え方もずいぶん変わりました。医療の現場に何よりも大きなインパクトをもたらしたのは、新型COVID－19でしょう。2019年12月に初めて報告され、瞬く間に世界各国を襲ったコロナは次々に変異種を生み出し、22年11月現在の日本で、感染者は爆発的に増えています。

けれどもその一方で、人々は今を「ウィズコロナ」の時代だと捉えて、知恵を絞って生きています。マスク着用、手洗い、うがい、消毒、ワクチン接種など、生活に必要な知識がどんな家庭でも高まりました。「免疫力が感染を左右する」ということも知られ、「免疫」という言葉にもこれまでにないほどの注目が集まりました。

「免疫力」は人間の命を支え、人生という道を歩いていくときに支えてくれる「杖」となるものです。「免疫」という言葉を改めて見てください。「疫《えき》から免《まぬが》れる」と書きますよね。つまり、「伝染病などから逃れる」ことを意味しているのです。すなわち「健康で長生きする」ということにつながります。

本書では、その免疫力と大きく関わる知識と知恵をお伝えしたいと思います。キーワードは「マクロファージ」です。

初めて聞く人も多いと思いますが、病気にならないための秘訣は、実は「自然免疫であるマクロファージを健康に保つ」ことなのです。コロナに感染したとき、重症になる人と、軽度〜中等度の症状で回復する人がいるのは、なぜでしょうか？　それは「体内のマクロファージが活性化しているか否か」が明暗を分けているからです。

コロナ禍を経験した私たちは、「自己免疫活性の重要性」を教訓として得ました。私たちが生きている「ウィズコロナ」の時代、その後で迎える「アフターコロナ」の時代において、免疫学の研究は、ますます進むことでしょう。

それにつれて、「原始／胎生卵黄嚢発祥《たいせいらんおうのう》のマクロファージ」にもますます注目が集まるはずです。えっ、急に難しい単語が出てきたと驚きましたか？　大丈夫。そのへんについては、本書の中でゆっくり説明します。

ところで、「茹《ゆ》でガエル理論」をご存じでしょうか？　カエルをいきなり熱湯の中に入れれば驚いて飛び出しますが、常温の水なら飛び出しません。その水を少しずつ熱していっても、カエルはゆっくりとした温度変化に慣れていき、生命の危機が迫っていることに気づかず、最終的には熱湯の中で茹で上がって死んでしまうという寓話です。

人間はゆっくり進行する危機に気づきにくいというこの戒めは、よく企業経営やビジネスの文脈で話されます。ですが、健康についても同じことが言えるのです。人間は衰えたり病魔に冒されたりする速度がゆっくりだと、その危険性に気づきません。

老化はゆっくり進むものです。その過程で抱えた病気も静かに進行することが多いのです。「認知症にはなりたくない」「誰かの世話になるつもりはない」と思って生きていた人も、いつのまにかそうなっているもの。気づいたら、自分の身体が介護者の手に委ねられていた……。こんなことがよくあるのが高齢化社会です。

一見元気そうに見える人でも、何らかの基礎疾患や病気の要因を抱えていることは多いのです。今の日本は「邪馬台国」でなく、「病大国」と言ってもいいかもしれません。高齢者のみならず、若い人たちの病気も増え続けています。医師不足の現実を考えれば、いざ病気になったときの体制は心細い限りでしょう。

健康あっての人生。健康なくしては、力も、良い知恵も出てきません。

あなたは「私は健康だから」と安心していますか？　でも、その根拠は？　その自信はいつまで続くでしょうか？　不安が1ミリもない人はいないでしょう。でも、何をすればいいのかわからない……。そんな方に知ってもらいたいのが「原始／胎生卵黄嚢発祥のマクロファージ」です。あなたが長生きして、ピンピンコロリで逝けるかどうかは、早いうちにマクロファージを活性化させられるかどうかにかかっています。

実はかつてマクロファージは、動脈硬化の因子になっている悪役ではないかと考えられていました。それは、マクロファージが血管の内側にこびりついたコレステロールを処理するからです。そのために集まったマクロファージが血栓をつくって、それが血管を詰まらせる原因になると思われていたのです。けれども、それは誤解でした。研究が進んだ現在では、マクロファージは「ウイルスを死滅させる」期待の星になっています。

私はよく「知って杖と成り、知らずして灰と成る」というフレーズを使います。「知識があれば、それが杖となってあなたを支えてくれるが、何も知らなければ早死にして灰になってしまう」という意味です。「命の杖」であるマクロファージについての知識を得れば、病気は「治すもの」から「消滅させるもの」へと考え方も変わることでしょう。

ウィズコロナ時代でも安心して生きられる人生、年を取っても介護の世話にならない人生。

それを手にしたい方は、ぜひ本書を読んでください。マクロファージの働きの多様性を知り、マクロファージを活性化させるための軽断食「ボーンマロー栄養法」を実践すれば、毎日を元気に過ごすことができます。

若い頃から実践していれば、その習慣は中高年になっても変わることがなく、「病気になる気がせん！」と思うでしょう。すでに中高年になった人でも、健康な身体を誇れるようになり、「死ぬ気がせん！」と思うことでしょう。そして、110歳までも生きられる可能性が飛躍的に伸びるのです。

「病気になる気がせん！」「死ぬ気がせん！」と思いながら元気に毎日を過ごし、110歳でピンピンコロリを達成する人生をぜひ手に入れてください。

医学博士　**肥後春男**

目次

第2章　夢の健康長寿を手にする方法
——免疫力を上げるにはどうしたらいいでしょう？

第3章

マクロファージという宝物
――この免疫細胞の強大な実力を知ってください！

第4章

悪を撃滅するマクロファージ
――この壮大な免疫群の仕組みを理解しましょう！

第5章

進化した「軽断食」のすすめ
――「ボーンマロー栄養法」を実践しましょう！

第6章 歴史が証明する「天生理論」
——連綿と続く私たちの命に思いを馳せましょう！

活性化したマクロファージの動き

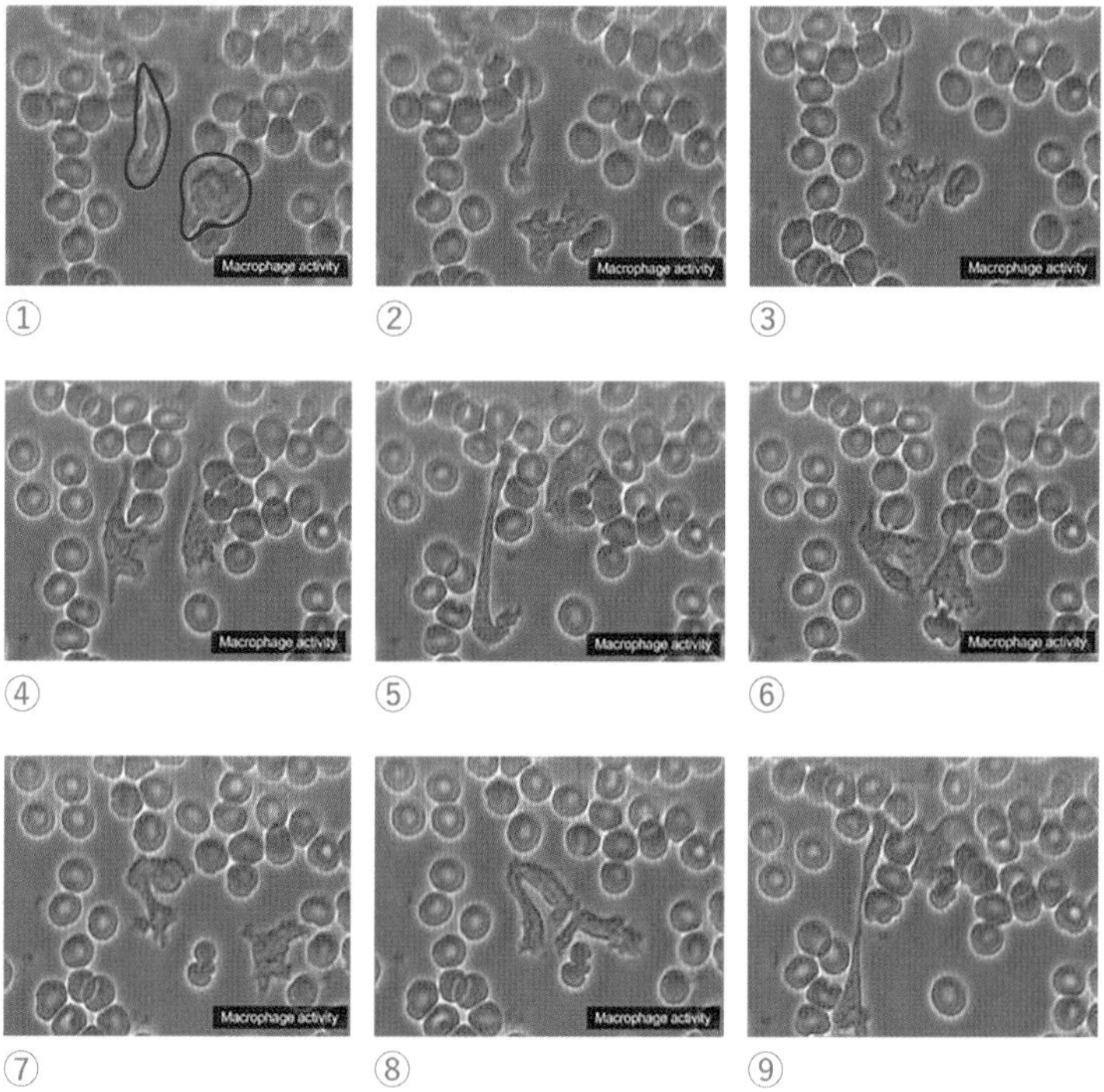

血液中にあるマクロファージが活発に働いている連続写真

写真①の赤で囲んだのがマクロファージで、周りが赤血球。写真①～⑨のように、活性化したマクロファージは、次から次へと形を変え、血液中に溜まった粒子（ほこりやカビ、真菌、細菌、ウイルスなど）を探し、それと結合して取り込み、生物であれば殺傷して消化していく。

マクロファージの特徴

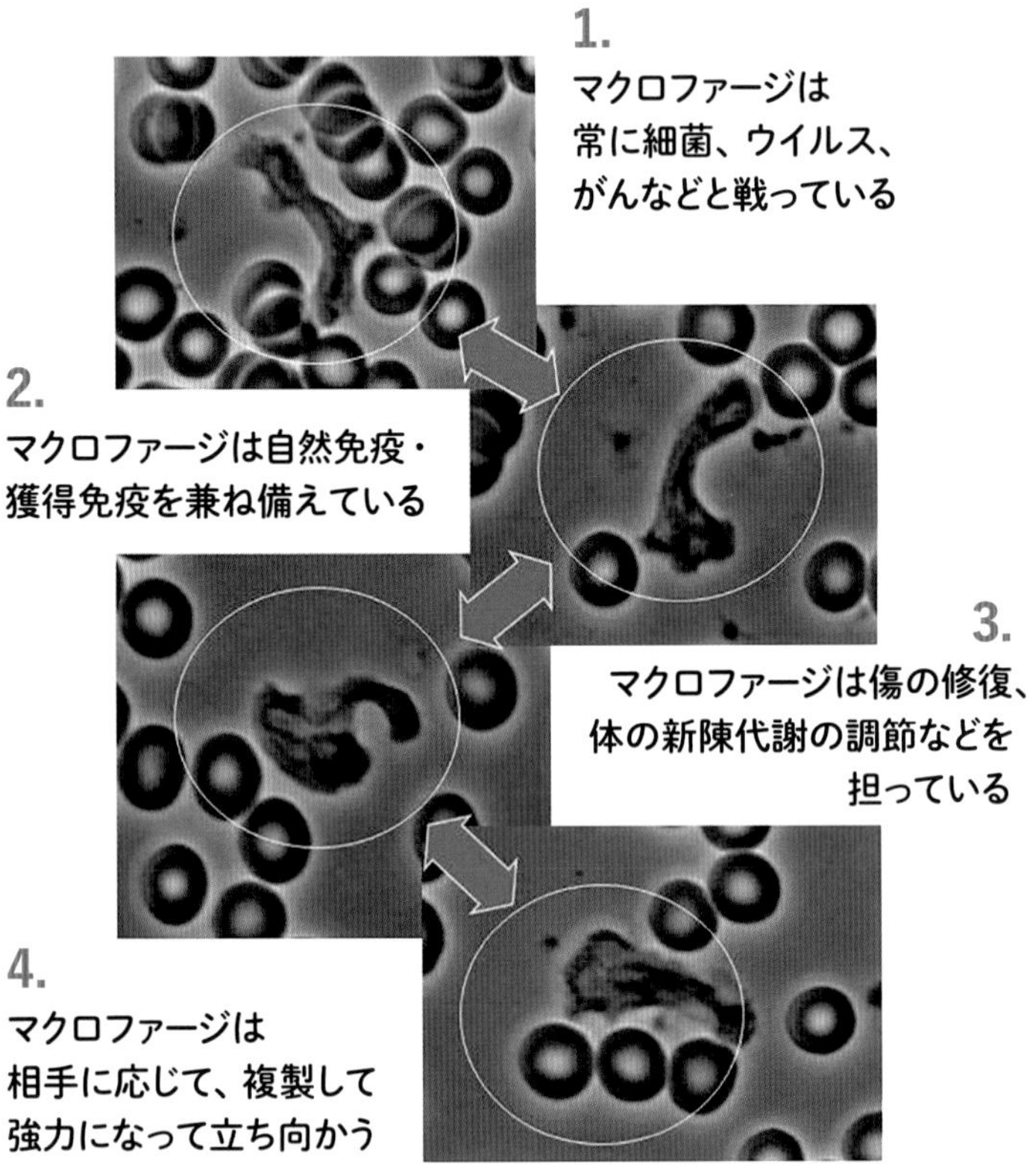
1.
マクロファージは
常に細菌、ウイルス、
がんなどと戦っている
2.
マクロファージは自然免疫・
獲得免疫を兼ね備えている
3.
マクロファージは傷の修復、
体の新陳代謝の調節などを
担っている
4.
マクロファージは
相手に応じて、複製して
強力になって立ち向かう

マクロファージを活性化しておくと、普通の風邪、流行性感冒、新型コロナなどの戦う相手が出てきたら、自己複製（増殖）して「戦うマクロファージ」となり、病気が寄りつかない鉄壁の防御で、治癒力、恒常性を高めてくれる。

免疫システムの構造

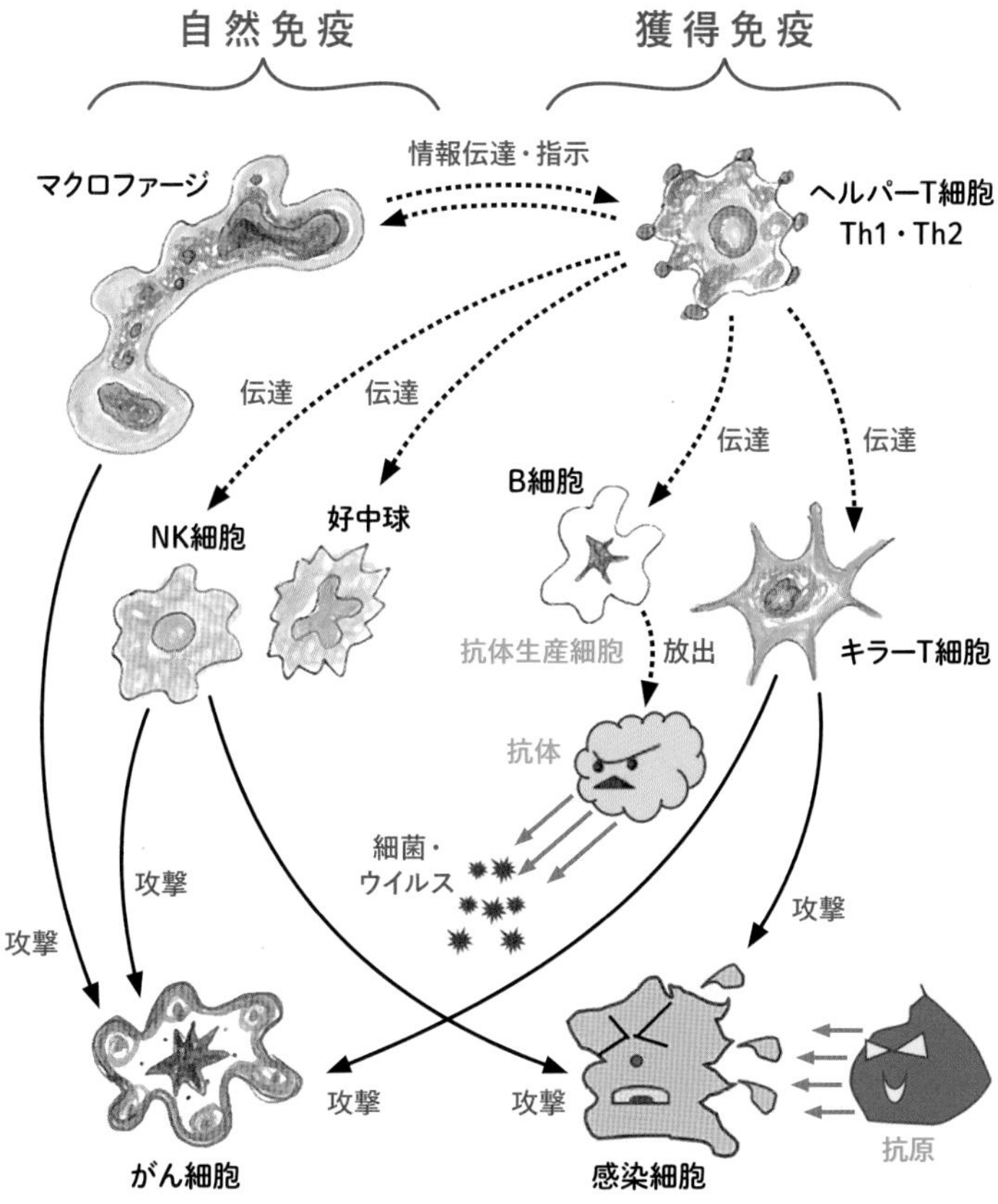

マクロファージが活躍する「自然免疫」は、自分たちも闘うと同時に、「獲得免疫」にも出動を要請し、活躍を促してくれる。そして、マクロファージが司るこの免疫システムによって、未知の細菌やウイルスから体を守ってくれる。

骨髄エキスからの活性化の連動

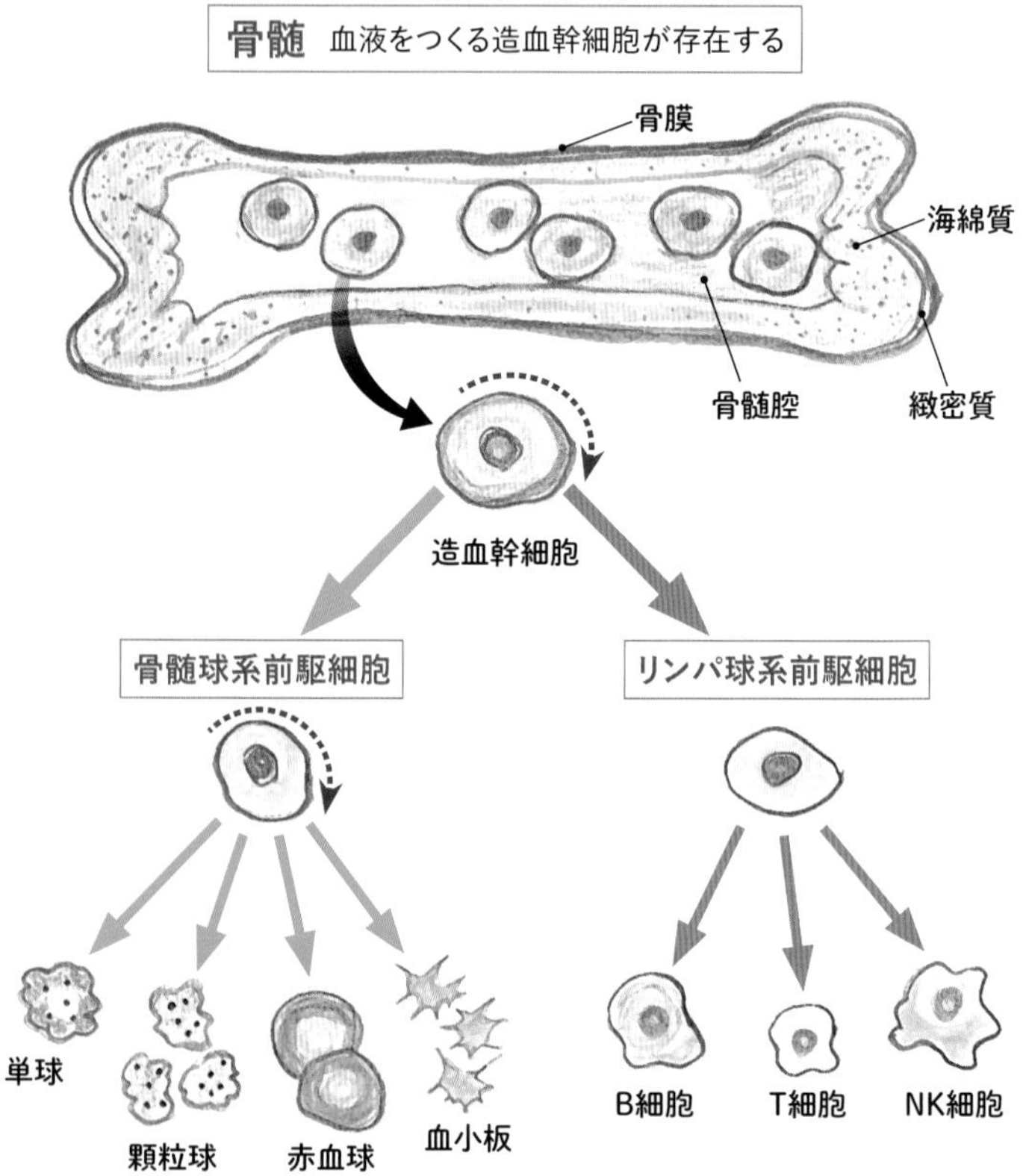

骨髄には、造血幹細胞と呼ばれる、すべての血液細胞が成長でき、かつ自分自身も複製することができる「血液の種」のような細胞が存在しており、骨髄エキスは、その造血幹細胞の活性化を促してくれる。それにより、マクロファージをはじめとする免疫の活性化の連鎖が生まれる。

第1章

目指すべきは健康長寿の道

――あなたは今の生活を続けていて大丈夫ですか？

健康長寿を手に入れるためのキーワードは
「マクロファージ」で、
その活性化に有効なのは
「軽断食」を中心にした生活です。
でも、そこに行く前に、
そもそも「健康長寿とは何か」について知ってください。
現代日本社会の中に、
健康長寿を阻む原因が潜んでいます。

「平均寿命」と「健康寿命」の違い

「日本人は長生きだ」と言われます。実際、「平均寿命」は男女ともに世界一。しかも年々伸びています。ですが、それだけで「素晴らしい」と言えるでしょうか?

「健康寿命」というWHO（世界保健機関）が提唱した概念があります。健康寿命とは、「平均寿命」から「(寝たきりや認知症などで）介護状態になっている期間」を引いた期間。わかりやすく言えば、「健康で生きている期間」です。

厚生労働省は2019年（令和元年）の健康寿命を、男性72・7歳、女性75・4歳と発表しました。一方、平均寿命は男性81・4歳、女性87・5歳です。それぞれの推移を示したグラフを見せましょう（次ページ）。平均寿命も健康寿命もどちらも伸びていますね。でも、その「差」はあまり変わっていないようです。

この差は、平均寿命から健康寿命を引き算した年数です。これが意味するのは、人生最後に「要介護生活」や「入院生活」を送る平均年数です。

2019年の、［平均寿命］－［健康寿命］は次の通りです。

2019年 平均寿命と健康寿命の推移

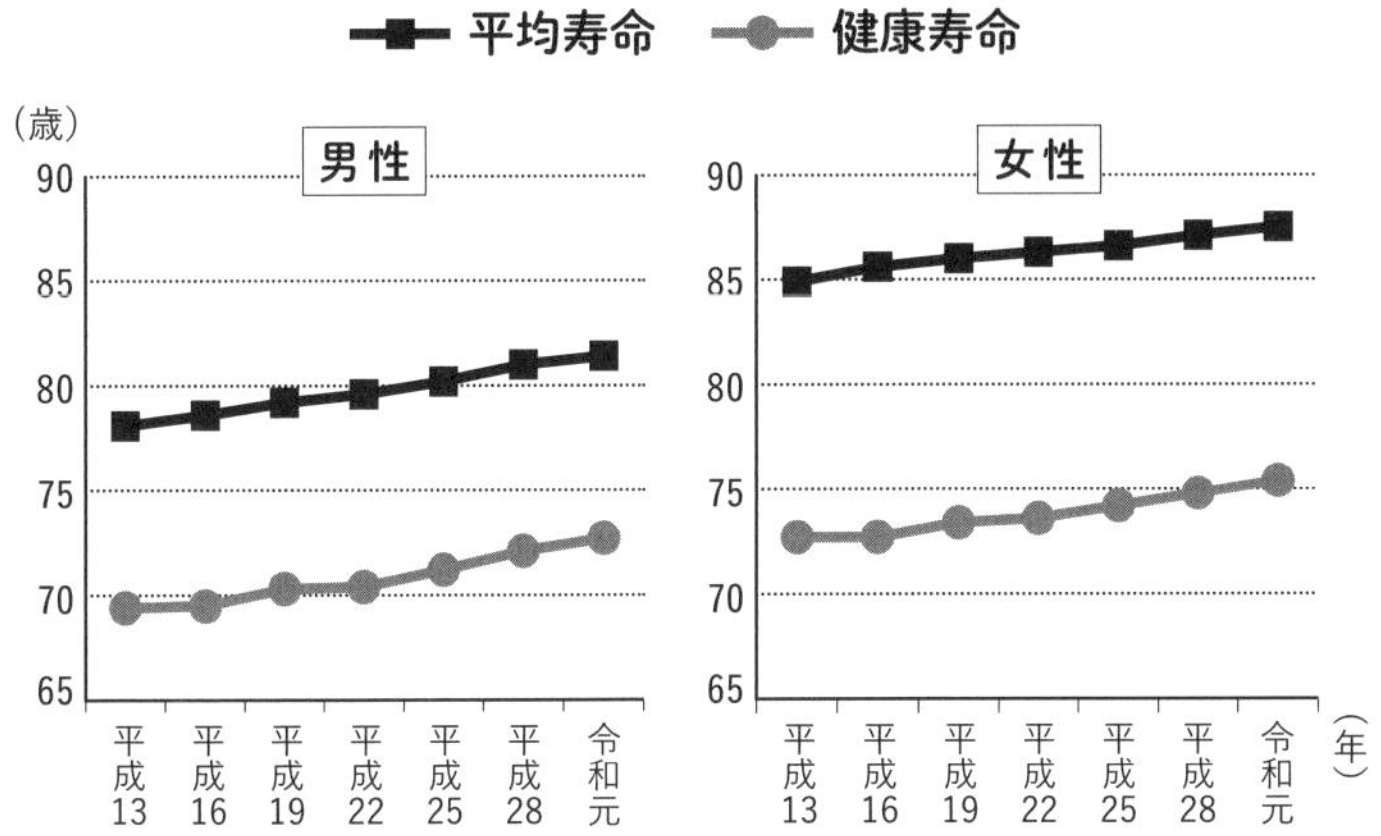

男性　81・4歳－72・7歳＝8・7年
女性　87・5歳－75・4歳＝12・1年

男性は約9年、女性は約12年、死ぬ前に「健康ではない」生活を送るのです。身体のあちこちが痛み、思うように動くことができず、人の介護を受け、もしかしたら入院しているかもしれません。死ぬまでの約10年もの間、そういう「健康ではない」状態で過ごしている……。これが、この統計の意味です。

とはいえ、これはあくまでも平均値に過ぎません。実際はいろいろです。100歳を過ぎても自分の店に立ってにこやかに接客するおじいちゃん、美味しい和菓子を毎日100個もつくって自転車で届けているおばあちゃんの姿をテレビで見た方もいるでしょう。

つまり、健康寿命がもっと短い人もいれば、実際の寿命と健康寿命がほぼ同じという人もいるわけです。あなたは、どちらになりたいですか？

「長生きする人」と「しない人」の違い

長生きする人としない人とでは、何が違うのでしょうか？　もちろん、いろいろな要素があるので一概には言えないのですが、「自然治癒力が高い人」「免疫力が高い人」は長生きしやすいという言い方はできるでしょう。

「自然治癒力」とは何でしょうか？　いろいろな定義があるのですが、簡単に言えば、人間にもともと備わっている「自分の力でケガや病を治す力」のことです。手術や薬などの治療によってではなく、生来の力によって病気から回復する力です。

この自然治癒力の中に、「免疫力」も含まれています。

では、「免疫力」とは何でしょうか？　「はじめに」で、「免疫とは疫《えき》から免《まぬが》れること、すなわち伝染病などから逃れることを意味する」と述べました。免疫力とは、すなわち「身体の内部で発生したがん細胞」や「外から侵入した細菌やウイルス」などを監視・撃退する自己防衛システムのことです。新型コロナの感染予防にも「免疫力を上げる」ことが効果的だということは、あちこちで見聞きしたことでしょう。

免疫の仕組みは非常に複雑で、そのメカニズムをわかりやすく説明することは難しいのですが、簡単に言えば、あなたの身体の中には、生まれつき持っている「自然免疫」と、成長の過程で得た「獲得免疫」があり、その両方が協力して身体を守っているのです。

単純化した表現になりますが、長生きするのは免疫力が高い人、長生きしないのは免疫力が低い人だと言えるかもしれません。言い換えれば、長生きをしたい人は「免疫力を高める生活をすればいい」ということです。

残念ながら、人間に与えられたもともとの自然治癒力や免疫力は、人によって違います。健康に無頓着でも風邪一つ引かない丈夫な人もいれば、いろいろなサプリを飲むなど健康に気をつけているのにいつも調子が悪い人もいます。

けれども、もともとの体質が弱くても、食生活、運動、気持ちの持ち方、生活習慣（タバコを吸わないこと、睡眠をきちんと取ること、規則正しく生活することなど）に気をつけていれば、免疫力を高めることはできるのです。「よく笑う人は長生きする」と言われますが、笑えば免疫力が高まることもその一因だと考えられています。

免疫力を高めるための方法は後述しますが、まずは「長生きするのは、免疫力が高い人」だと肝に銘じておきましょう。

「知って杖と成り、知らずして灰と成る」

長生きする人としない人の違いについて、もう一つ伝えておきたいことがあります。生きることが厳しい現実にあっても、決して「命を粗末にしてはならない」ことは、誰でも知っています。けれども、知らず知らずのうちに「命を粗末にしている」人が実はとても多いのです。

長生きをしない人の特徴は、「楽しく健康で110歳をまっとうするための知恵」に耳を傾けることなく、うかうか老いていっていることです。「はじめに」で述べた茹でガエルと同じ状態です。

もしも、あなたが「知恵」に耳を傾けて真摯に実践するのであれば、自分や他者の命を大切にして、「死ぬ気がせん！」と思いながら110歳までも長生きするでしょう。

「食生活」をバカにしてはいけません。乱れた食生活を送っていると、マクロファージなどの免疫細胞が弱ってしまいます。

「体力づくり」をバカにしてはいけません。老化とともに体力は弱り、体力が弱まればマクロファージなどの免疫細胞も弱っていきます。

「睡眠」もバカにしてはいけません。生活の乱れもまた、免疫細胞に影響を与えます。
高齢になれば体力・認知力だけではなく、免疫機能も下がります。ですから、インフルエンザや肺炎球菌性肺炎などで亡くなる高齢者が多いのです。免疫細胞にもいろいろな種類があることは後で述べますが、なかでも最も老化が顕著なのは「T細胞」というリンパ球の一種です。これがウイルス感染や悪性がんに関係してきます。

「知って杖と成り、知らずして灰と成る」

病気にならない方法を知るのは、長寿の杖を持つようなもの。

反対に、何も知らなければ実践もできないので、早死にして灰になるのです。

あなたが健康に無頓着であれば、あなたの免疫細胞もあなたの身体に無頓着となってしまうかもしれません。

免疫力を上げ、それを保つこと。その知識を持っているか、実践しているかで、健康で長生きできる人とできない人の違いが生まれます。健康でいることと、不健康でいることの違いに気づき、「長寿に挑戦しよう！」と決意するだけでも大変な進歩です。

「長命」と「長寿」の違い

「長命」と「長寿」という言葉があります。ほとんど同じような意味だと思うかもしれません。実際、ある辞書では、長命を「長く生命を保つこと」、長寿を「寿命が長いこと」としているので、ほとんど同じ意味だと認識されていることがわかります。

けれども、それぞれの字を見てみましょう。長命は「命が長い」と書きます。その命の質は関係ありません。たとえ寝たきりでも、あるいは大量の薬を飲みながら「あそこが痛い」「ここが辛い」と言いながら生活していても、または認知症の症状がひどくても、とにかく生き長らえて100歳を迎えれば、それは「長命」と言えます。

それに比べて、長寿には「寿《ことぶき》」という字が入っています。これは、長らえているその命が、寿《ことほ》げる状態だということを示唆しています。おそらく、それは美味しいと思いながら自分の歯で食事ができ、自分の足でしっかり歩き、やりがいや楽しみを持って過ごしている命ではないでしょうか。

想像してみてください。あなたが白寿（99歳）を迎えたときのことを。お子さんやお孫さんがお祝いに駆けつけています。そのとき、あなたはどんな様子ですか？

こんな光景でしょうか。あなたはベッドに横たわり、それを皆さんが取り囲んでいます。目にするのは、少し前まであなたを介護していた我が子や、花束を抱えた孫の姿。あなたは孫が差し出してくれた手を握ろうとしますが、その力は弱く、握り返してきた孫の手の温かさや力強さに若さを感じるとともに、自らの命の先細りを感じずにはいられません。

もう一つの光景があります。あなたは大きなテーブルのお誕生日席にシャンとして座り、子どもや孫たちと食事をしようとしています。「おばあちゃん、おめでとう！」という声とともに一緒に乾杯し、お祝いのお酒は格別の味だと思っています。目の前のご馳走は美味しそうで、食欲もそそられます。

これが、「長命」と「長寿」の違いだと思いませんか？　前に述べた「寿命」と「健康寿命」の違いにも通じます。

医療は格段に進歩し続けています。日本人の平均寿命が伸びている背景にも、たしかに医療があります。けれども一方で、薬漬けになっていたり、ベッドの上で何本もの管につながれていたりして「長命」を得ている人も少なくないのです。

あなたが手にしたいのは、単なる「長命」ですか？　それとも「長寿」ですか？

高齢化社会における介護の現状

少子高齢化が問題視されるようになって久しくなります。でも、なぜ少子高齢化が問題なのでしょうか？　それは「介護」「医療費」「年金」などに不安材料があるからです。

社会の高齢化が進んでも、仮に高齢者がみんな元気に暮らしていれば、医療費は膨らまず、介護の必要はありません。やりがいのある仕事をしている高齢者は、年金を受け取るのも先延ばしにするでしょう。つまり、「高齢者」が増えること自体が問題なのではなく、「健康を損ない、介護に頼らざるを得ない高齢者」が増えることが問題なのです（少子化の問題は、また別にありますが……）。

実際、高齢者の医療費は膨らむ一方です。そして非正規雇用者に大きく依存している介護業界は、慢性的な人手不足です。介護職に就く人はこの10年で3倍以上に増えましたが、平均賃金が低いこともあって、まだまだ足りません。

それもあって、介護を受けたくても受けられない「介護難民」がたくさんいます。家庭の中で、高齢者が高齢者を介護する「老老介護」、介護する人とされる人の両方が認知症を発症している「認認介護」も少なくありません。厚生労働省は介護人材を確保しようと対策を取りはじめていますが、まだまだお寒いのが現状です。

運良く介護施設に入れたとしても、それで安心とは言えません。施設の中で、職員による入居者への虐待（暴力、外部との接触遮断、縛りつけ、過剰な薬物漬け、差別的な言動など）が起こる恐れがあります。

介護は、健康寿命が尽きて、寿命を迎えるまでの期間に受けるものです。人生最後の「生活の質」に大きく関わるのですから手厚い介護を受けたいところですが、現状はきわめて心許ないのです。

もちろん、お粗末な介護の現場は改善されるべきでしょう。でも、それは政治の問題です。私としても、介護される側が心地良く充分なケアを受け、介護する側もブラックではない職場で充分な報酬を受けられるような介護が実現することを望みます。

ですが、その一方で、自分自身が介護のお世話にはなりたくないと思っています。というよりも、私自身は介護の必要なく、今の人生を終えられると思っています。

介護を受けずに終えられる人生とは、「寿命＝健康寿命」を達成した人生です。免疫力を高めて、「介護不要」の人生を送りたくはありませんか？

「長寿医療」との向き合い方

「長寿医療」という言葉があります。「国立長寿医療研究センター」や「東京都健康長寿医療センター」などの法人もあります。そういうところでは、加齢に伴って生じる病気の調査・研究・技術開発、関連医療の提供、技術者の研修などを行っています。

「長寿医療制度」というのも、2008年に始まっています。いわゆる「後期高齢者医療制度」です。75歳以上の人の医療費をみんなで負担する仕組みをつくるために、以前からあった国民健康保険や健康保険組合などから独立した形でつくられました。利用者負担を除いた医療費のうち、5割は税金で、4割は若い人が加入する医療保険から、1割は高齢者の保険料でまかなうというルールになっています。

厚生労働省としては、制度の対象となる高齢者だけでなく、国民全員が将来にわたって安心して医療を受けられるように、この「長寿医療制度」を実施していきたいようです。

厚労省がこのような制度を押し進める背景には、これまでの高齢者医療に限界が見えてきたことがあります。

1973年、老人医療費が無料化されました。対象になったのは70歳以上です。

けれども、その10年後には「老人保健法」（老健制度）ができて、患者負担が導入され、保険者（国保や健保など）からの拠出金と公費で運営されることになりました。それでもなお現役世代の「拠出金」が増え続ける中で、いろいろな問題点が浮き彫りになっていき、99年には健保組合による「老健拠出金不払い運動」まで起きました。社会は老健制度に代わる新しい高齢者医療制度を求めていたのです。

このように、いろいろな経緯があって、「長寿医療制度」が設けられたのでした。

けれども、この「長寿医療制度」も決して完璧ではありません。「差別医療を拡大する」「75歳で区切ることで、人権を侵害する」「終末期医療が財政優先で決められる」などの指摘もあります。

私は、高齢者の医療問題を解決するのは「制度」ではないと考えています。人や制度に頼るのではなく、自らの免疫力を高めて病気に対峙していく姿勢を持つこと。その上で、本当に必要な最小限の医療の手を借りながら健康に過ごすこと。これこそが望ましい「長寿医療との向き合い方」だと考えています。

コロナの恐ろしさは脳へのダメージ

2022年4月、「コロナが脳に10年分の老化に当たる変化を起こし、注意力や記憶力の問題を発生させる可能性がある」と発表されました。恐ろしいことです。

コロナになり、集中治療室で2週間を過ごしたアメリカ人男性は、退院後1カ月経ってから後遺症を発症しました。「顔はわかるんです。その人を知っているはずなのに、名前が思い出せない」と訴えます。「最悪です。消耗するし、生活の質に本当に影響します」。

コロナが恐ろしいのは、死に結びつくことだけではありません。軽度でも「神経障害」が起こり、後遺症が残ることが怖いのです。

アメリカでの研究ですが、後遺症患者の脳神経細胞には損傷があることがわかりました。頭の中に霧がかかったようになる「ブレインフォグ」があり、混乱し、言葉がうまく出てこず、短期記憶喪失、めまい、集中力の欠如など、さまざまな症状で苦しんでいます。快復したと思った矢先に、吐き気や腹痛、奇妙な物忘れという症状が出はじめ、急性の記憶喪失を経験した人もいます。

イギリスでの研究ですが、コロナの軽症患者の脳を感染から4カ月半後にスキャンしたところ、脳のそれぞれの部位の容積が平均で0・2〜2%失われ、神経細胞のある灰白質《かいはくしつ》が薄くなっていました。嗅覚に関わる組織も損傷し、認知テストの成績が急に下がり、注意力、視覚的探索能力、処理速度なども落ちていたそうです。

脳が酸素不足になることもあれば、脳炎で脳が損傷することもあります。血栓のリスクが高まり、脳組織の酸素を奪う脳卒中を引き起こす可能性もあります。

コロナで死亡した若い患者の脳に、アルツハイマー病の原因とされるアミロイドβというタンパク質があったことから、生存者はアルツハイマー病のリスクが高まるのではないかと懸念する科学者もいます。

正確な原因については科学者の意見も一致していませんが、コロナはさまざまな臓器に影響を及ぼすので、脳に影響しうるルートも多いのです。少し難しい表現になりますが、コロナの激しい免疫反応がサイトカイン（免疫システムを調節する物質の一つ）の暴走を引き起こし、体中の炎症が増幅することも原因である可能性があります。

さらに、免疫細胞がウイルスを除去しきれないことが、後遺症の原因である可能性も示唆されています。コロナ禍を経験した私たちは、「免疫の活性化の重要性」を新たに教訓にできたと言えるでしょう。

ワクチンには効果があるのか

ワクチンは「特定の感染症に対する免疫力」を活性化させることで、感染リスクを下げたり、重症化を防いだりする薬です。細菌やウイルスなどの病原性をなくした状態、または弱くした状態で体内に入れることで、免疫力を活性化させます。

治療薬ではなく予防薬なので、すでに病気にかかった人を治す効果はありません。また、「後遺症は防げない」とする論文も発表されています。ワクチンは、あくまで「感染症の予防」「感染症の拡大抑制」のために必要な薬です。

ワクチンは、大きく「生ワクチン」と「不活化ワクチン」の2つに分けられます（次ページ表参照）。

生ワクチンは、生きたウイルスや細菌の病原性を限りなく弱めた状態で使います。限りなく弱めても、生きた病原体を体内に入れるので、まれに発疹・発熱などの反応が出ます。

不活化ワクチンは、病原体を殺菌、またはほぼ死んだ状態で使います。生ワクチンよりも安全性が高いので、発疹・発熱などの反応が起こりにくい一方で、追加摂取が何度も必要な場合があります。効果が少し弱いのです。

ワクチンの種類

生ワクチンの予防接種
麻疹・風疹・結核・水痘・黄熱・流行性耳下腺炎・ロタウイルス感染症
不活化ワクチンの予防接種
百日咳・日本脳炎・肺炎球菌・ポリオ・ヒトパピローマウイルス・インフルエンザウイルス・A型肝炎・B型肝炎

実は、大半のワクチンには、保存料として有機水銀（チメロサール）が含まれています。水俣病を起こしたメチル水銀と組成が近く、欧米では小児ワクチンへの添加は禁止されていますが、日本では子どもに投与するインフルエンザワクチンやB型肝炎ワクチンに添加されていることがあります。

ワクチンについては、懐疑的に考える人もいます。専門家の間でもいろいろな意見があるので、正しい知識を得ることが肝要です。私もまた、水銀を体内に取り入れるワクチンに頼るのではなく、自分自身の免疫力を高めることで、感染症の予防や重症化の防止をしたいと思っています。

感染症と医薬品の関係

私たちの目・鼻・口の粘膜から侵入して、体内で「感染症」を引き起こす病原体には、「細菌」や「ウイルス」があります。

たとえば「肺炎」「膀胱炎」などは、細菌による感染症です。「ヘルパンギーナ」「手足口病」「プール熱」に代表される夏風邪は、ウイルスによる感染症です。

細菌とウイルスの本質的な違いを知っていますか?

まず、大きさが違います。細菌の直径は約0・001ミリ、ウイルスは約0・0001ミリで、ウイルスは細菌よりもはるかに小さく、電子顕微鏡でやっと見えるほどです。

他にも大きな違いはありますが、何より増殖の仕方が違います。細菌は栄養と水分があれば倍々に分裂して増えていき、毒素で細胞を攻撃します。一方、ウイルスは細菌のように自力では増えることができません。その代わり、細胞に寄生し、細胞から細胞へと移動して増えていきます。ウイルスが増殖するために利用された細胞は、死んでいきます。

ところで、医薬品に「抗生物質」という種類があることはご存じでしょう。抗生物質は細菌やカビなどによって分泌され、他の病原体の発育を阻害する物質です。抗生物質は、ウイルスにはまったく効果がありません。つまり、ウイルスが原因の風邪に、抗生剤は効かないということです。ただ、細菌には効果があるというのが常識でした。

ところが、抗生物質が効かない細菌が現れてきました。「薬剤耐性菌」と呼ばれ、世界的に大問題になっています。メチシリン耐性黄色ブドウ球菌（ＭＲＳＡ）もその一つですが、効かない原因の一つに、不必要な抗生物質の常用化があると言われています。

ウイルスには「抗ウイルス薬」がありますが、すべてのウイルスに効くわけではありません。効果があるのは、軽傷のヘルペス帯状疱疹などです。

誤解しないでいただきたいのですが、私は薬を否定しているわけではありません。薬で治れば、それもいいことです。けれども薬を使いすぎると「薬耐性」が出て、その病気に効かなくなります。そして、それは体内の免疫システムにも弊害を起こします。

長期的に薬を服用していると、どうしても病気には関係ない五臓六腑にも影響が出る可能性があります。私は、薬は病を「治癒」することはできても、「消滅」させることはできないと考えています。「薬に頼る」のは、自らの治癒力に頼らない「他力本願」と言えます。

医薬品の好ましくない副作用

薬にはなるべく頼らないほうがいいと考える理由の一つに、「副作用」の問題もあります。医薬品には「作用」と「副作用」があります。どちらも薬を使った結果として起こることですが、作用は本来の目的にかなった現象を指し、副作用は目的以外の好ましくない現象を指します（次ページ表参照）。たとえば、風邪薬で熱が下がるのが作用、眠くなることなどが副作用です。

副作用が起こるのは、治療したい部位と違うところに薬が効いてしまうことのほかに、食品やサプリ、他の薬との組み合わせが原因であることもあります。また、体調が良くないときには、薬の影響を受けやすいということもあります。

薬によって、血液の赤血球系が障害されてしまうことがあります。それには、骨髄（骨の中心部で、血液細胞をつくる組織）の中の赤血球が障害される場合と、末梢血中の赤血球が障害される場合があります。骨髄中の赤血球の障害には「赤芽《せきが》球癆《きゅうろう》」「鉄芽球性貧血」「巨赤芽球性貧血」があり、末梢血中の赤血球の障害には「メトヘモグロビン血症」「溶血性貧血」があります。

一般的に使われている薬の主な副作用

鎮痛剤	胃腸障害、腎障害、肝障害、アレルギーなど
胃腸薬	眠気、のどの渇きなど
精神安定剤	眠気、ふらつき、めまいなど
抗ヒスタミン剤	眠気、発疹など
抗生物質	胃腸障害、腎障害、アレルギーなど

最近は、薬による「貧血」も見られます。このような「薬剤性貧血」は、薬が直接悪さをするケースと、免疫システムの関係で発症するケースとに分けられますが、両者が関与している場合や、不明な場合もあります。

マクロファージについての詳しい説明は後述しますが、薬への依存は、マクロファージの活性を弱めてしまいます。

繰り返しますが、薬を全面的に否定しているのではありません。けれども、飲まなくていい薬を飲んでいる人が多すぎるのです。薬に頼るのは、緊急事態のときにとどめましょう。「自己免疫」を活性化させ、病気を寄せつけなくすることが一番です。

コラム

薬の副作用に悩む方へ

患者さんがお医者さんに自分の症状をしっかり伝えれば、医師は薬の作用（効果）と副作用の両方の可能性を考えて、薬を処方します。場合によっては、副作用よりも治療効果を優先して処方することもあります。その場合には、副作用が強く出るかもしれません。

もし処方薬で副作用と思われる症状が出たのなら、それを主治医に正確に伝えてください。おそらく薬を替えたり減らしたりしてくれるはずです。

なお、あまり知られていない情報かもしれませんが、「医薬品副作用被害救済制度」という公的な制度があります。これは、医薬品を適正に使用したにもかかわらず発生した副作用による病気・障害・死亡について、医療費・障害年金・遺族年金などを給付することによって、健康被害の迅速な救済を図ることを目的としたものです。独立行政法人医薬品医療機器総合機構が給付しているので、医薬品の副作用に悩んでいる人は、調べてみるといいでしょう。

第2章

夢の健康長寿を手にする方法

――免疫力を上げるにはどうしたらいいでしょう?

あなた自身の生活の中に、
健康長寿を阻む原因がないでしょうか?
この章では、健康長寿を手に入れるために、
日常生活で何に気をつければいいのかについて
述べていきます。それはすなわち、
マクロファージを活性化させて免疫力を上げる方法です。

健康長寿のために自分でできること

あなたが得たいと望むのは、単なる「長命」ではなく「長寿」に違いありません。いわゆる「健康長寿」です。厚生労働省も「健康長寿社会の実現」を掲げています。

では、健康長寿を手に入れるために、自分でできることは何でしょうか？　もちろん、一つではありません。

すぐに思い浮かぶのは、食生活でしょう。栄養のバランスが取れた食事を規則正しく摂ること、お酒を飲みすぎないこと、脂質や糖質を摂りすぎないこと、タンパク質、ビタミン、ミネラル、食物繊維を多く摂ること……。このようなことは広く知られています。

また、運動もあります。やりすぎると逆効果になることもありますが、適度な運動は身体を健康に保ちますし、生活習慣病を防ぐことにもなります。最近は、有酸素運動もレジスタンス運動（筋肉トレーニング）も、どちらも必要だということが知られるようになりました。

精神的なストレスも、ため込みすぎれば身体にも影響を及ぼします。「病は気から」という古くからの言葉がありますが、くよくよして過ごしていると、それだけで心も身体も蝕まれていきます。

ではなぜ、このような食事や運動、気持ちの持ち方が、健康長寿につながるのでしょうか？
それは、生活習慣や心の状態が、あなたの「血液」や「細胞」に大きく影響するからです。
「食べたものが血となり肉となる」と言われるように、食べ物が血液をつくり、血液が細胞をつくります。

血液は、私たちが生きるための酸素や栄養素を細胞に運びます。それと同時に、細胞でできた炭酸ガスや老廃物を回収して、排出器官に運びます。

その血液の中には「免疫細胞」も含まれていて、その免疫細胞があなたの身体を病気から守ってくれるのです。そして、その免疫細胞の代表格がマクロファージです。

健康な細胞に攻撃をしかけて、私たちを健康から遠ざけるのが、外から侵入した細菌やウイルスです。攻撃してくる侵入者は「抗原」と呼ばれます。その抗原を迎え撃つ防衛軍は「抗体」と呼ばれます。私たちは体内で抗体をつくって、応戦しなければいけないのです。

そして、抗体をつくって免疫力を高めてくれるのが、バランスの取れた適量の食事であり、適度な運動であり、ストレスをためない精神生活です。

食事や運動、気持ちの持ち方で免疫力を高めることが、健康長寿には必要なのです。

食習慣の見直しで免疫力をアップ

人や制度、薬に頼らず、自らの免疫力を高めることで健康を保ち、病気を予防するのに必要なのは、適正な食習慣です。

近年、日本人の体質が変わっています。子どもの骨折やアレルギーが増え、大人も花粉症やがんが増えています。だるい、疲れる、キレやすい、頭が重いなどの不定愁訴（原因がわからない不調）を抱える人は少なくありません。

高度経済成長時代を経て、日本人の「体格」は格段に良くなったのですが、「体質」は少しも良くなっていないのです。豊かさが健康増進ではなく、乱れた生活につながり、不健康になったと言えるでしょう。

毎日の食事が、血や肉や骨をつくっています。日々の食事の積み重ねが、大きな影響を身体に与えるのです。細胞が新陳代謝（生まれ変わり）をする期間は、器官によって違いますが、全体的には200日前後のようです。

つまり、あなたの身体は約半年の間に食べたものによってつくられ、筋肉、骨、体毛、爪などで新しい細胞と交替しているのです。

肌や毛髪などは新陳代謝が速く、しかも目に見えるところなので、自分の栄養状態を見極めることができます。お肌がカサカサ、髪の毛がパサパサしている人は、栄養が偏っていたり、無理なダイエットをしたりして、細胞が悲鳴を上げている可能性があります。

世界的に見ると、４人に１人が栄養不足で、飢餓人口は増加しています。しかし、日本では「飽食の時代」と言われるように、食べ物が溢れ、フードロスも問題になっています。多くの日本人は食べすぎ飲みすぎの生活を送った結果、脂肪を身体に蓄えています。ですから、日本において必要なのは「自制の心」だと言えるでしょう。

自制心を持って食生活を送らなければ、必ずそれは自分に返ってきます。食生活の重要性に気づき、正しい知識を得て、それをちゃんと実践しましょう。「生活習慣病」とされる高血圧・脂質異常症・糖尿病などは、たいてい食生活の乱れが原因です（運動不足や体質など、他の要因もありますが……）。

栄養のバランスは、免疫力の活性に関係します。もし、食欲のおもむくままに、あるいはストレス解消の手段として「食べる」生活をしていると、体内で抗体をつくる免疫に負担をかけ続けることになります。免疫力の敵は、暴飲暴食、偏った食生活です。

免疫力を上げる食生活をしましょう。それは老化の予防にもなります。

免疫力を上げる食生活の基本

次に挙げるのは、よく「知っている」ことかもしれません。でも、知っているだけでは意味がありません。ぜひ実行してください。

●よく噛んで食べよう

よく噛めば、食べ物は砕かれて小さくなります。食べ物が小さくなれば、それを消化する内臓の負担が減らせます。噛めば噛むほど口の中で分泌される唾液とよく混じり合い、消化が良くなります。噛む刺激が脳に伝わり、若返りホルモン（バロチンなど）が分泌されて老化を防ぎます。充分に噛んでから飲み込めば、消化器（胃腸など）のウォーミングアップができているので、消化・吸収がスムーズになります。

このように、よく噛むことにはプラスの効果がたくさんあるのです。

●規則正しい時間に食べよう

1日何食が理想かについては諸説ありますが、大切なのは、規則正しい食事で体内リズムをつくることです。食事のリズムが狂うと、食べていないのに胃の消化液が分泌され、胃壁の粘膜を溶かして潰瘍などになる可能性もあります。

最終の食事から就寝まで、4～5時間は空けましょう。これよりも短いと、睡眠中に消化されていない食べ物が胃の中に滞留する一方で、胃酸がつくられないために雑菌が繁殖する可能性があります。強い口臭、食欲不振などの原因にもなります。

なお、夜間はマクロファージが活性化する時間帯ですが、食べるとそれが阻害されてしまいます。特に免疫力が衰えはじめる40歳を過ぎたら、夜食は控えるほうがいいでしょう。

●いろいろな種類を少しずつ食べよう

栄養のバランスを取るためには、どうしたらいいのでしょうか？　もちろん「栄養学」を学び、それに則ったものを食べればベストでしょう。ですが、そんな必要はありません。

大切なのは、偏食をしないこと、肉、魚、野菜、海藻、豆などはいろいろな種類を少しずつ食べること。そうすれば自然にバランスが取れるでしょう。タンパク質やビタミン、ミネラルなどはしっかり摂り、塩分、脂肪、糖分は少し抑えめにしましょう。

なお、「腹八分」という言葉があるように、「お腹いっぱいになるまで食べない」ことも大切です。これについては、次項で述べましょう。

「腹七分目」でも栄養は充分に摂れる

自分では元気だと思っている人が、知らず知らずのうちに多くの病気の根を蓄えていることは少なくありません。ある日突然、身に起こったストレスが引き金になり、病院のお世話になるかもしれません。そして訪れるのは、寿命と健康寿命の差である介護の日々です。その日は突然やってきます。元気に見える人の前に、実は大きな落とし穴が待っているのです。

私は高校生の頃、江戸時代に書かれた貝原益軒の『養生訓』と出合いました。貝原益軒（1630－1714年）は福岡藩士の家に生まれ、70歳まで黒田藩に勤めた本草学者・儒学者です。引退後、84歳で亡くなるまでの14年間に毎年1冊以上、経学、医学、民俗、歴史、地理、教育など、まったく違う領域の本を著しています。

彼の記した『養生訓』には「むやみに薬は飲まない」「心も養生が必要」などとともに、「腹八分目でやめること」と記されています。この「腹八分目」はとても重要だと思います。

栄養が乏しい江戸時代に腹八分目が推奨されているのですから、高タンパク・高カロリーの食事をしている現代では、「腹七分目」にしても栄養は充分に摂れます。ですから私は腹八分目ではなく、もっと抑え気味の「腹七分目」の食生活を推奨しています。

では、1日に何カロリーぐらい摂ればいいのでしょうか？

性別・年代・身体の動かし方によって、推奨される摂取エネルギー量は違います。若くてよく動く男性なら3000キロカロリーぐらいですが、75歳以上であまり動かない男性なら2000キロカロリー以下。女性も、若くてよく動く年代なら2300キロカロリーですが、75歳以上であまり動かない人は1400キロカロリーぐらいです。つまり歳を取れば、誰でも必要な摂取カロリーは少なくなるのです。

若い頃と同じつもりで食べたり飲んだりするのは控えましょう。免疫力は20代をピークに下がりはじめ、40歳からさらに低下します。

そのため、感染症やがんなどのリスクが増すわけです。ですから、特に40歳からは「腹七分目」を心がけてください。

ちなみに、貝原益軒とまではいきませんが、今の時代に生まれた私も溢れるほどの書籍や世界の最先端医学の論文を読み、それをもとに研鑽しています。そうして得た知識を皆さんにかいつまんでお伝えしたいと思っています。「知って杖と成り、知らずして灰と成る」の深いところを浅くして語り続けるつもりです。

摂りたい栄養素と避けたい栄養素

●タンパク質は欠かせない

タンパク質は、毛髪・肌・爪などの皮膚組織から、内臓・骨・筋肉など、身体のあらゆる器官の原料になります。主菜となる肉・魚・卵・大豆製品はもちろん、主食となるごはん・パン・麺、副菜となる野菜・きのこなど、ほとんどの食材に含まれています。

行きすぎたダイエットや偏食で、タンパク質を充分に摂れていない人がとても多いのですが、運動してもタンパク質を摂っていなければ、筋肉はつかず、基礎代謝も増えません。

●食物繊維は排出を助けて善玉菌の餌となる

食物繊維には不溶性と水溶性の2種類があります。どちらも人間の消化酵素では分解できないために消化吸収されませんが、不溶性の食物繊維は肉などの食べすぎによってできる腐敗物質やコレステロールなどを腸内で絡め取って排出してくれます。また、水溶性の食物繊維は腸内細菌（いわゆる善玉菌）の餌になるという大きな役割があります。腸内で善玉菌を増やしたければ、餌となる水溶性食物繊維も一緒に摂ることを心がけてください。

●砂糖は少なめにする

いわゆる「砂糖」と言っているのは上白糖のことで、これは日本で最も使用量が多い天然甘味料です。「糖分」は身体に必要な栄養素ですが、摂りすぎると逆効果。ブドウ糖によって体内の消化酵素（4章で詳しく説明します）が浪費され、重い病気を呼び寄せます。

たとえば、コーヒーには抗酸化作用のあるポリフェノールや解毒排泄作用のあるカフェインが含まれていますが、砂糖を入れて飲めば「消化酵素」を浪費してしまいます。

●精製された穀類に身体は対応できない

ごはん、パン、麺類のほとんどは、精製された米や小麦を原料にしています。精製の過程で、ビタミン、ミネラル、食物繊維などの多くは失われます。食物繊維が失われることで、化学肥料や農薬のせいで体内に蓄積された有害金属を排出する機能も失っています。

日本で精製された穀物を摂るようになったのは、江戸時代以降。人間が地球に誕生してからの長い期間に比べると、わずかな歴史しかありません。私たちが先祖から受け継いでいる身体は、精製された作物にまだ対応していないのです。

●炭水化物の摂りすぎに注意する

炭水化物は控えめにしましょう。

炭水化物には、消化される「糖質」と、消化されない「食物繊維」があります。ごはん、パン、麺類などの「穀類」は、糖質のほうの炭水化物です。脳や筋肉などの細胞にエネルギー源として吸収されるので、人体には必要不可欠の栄養素ですが、糖質なので摂りすぎには要注意です。

安値で手軽に摂れる食べ物のほとんどが炭水化物、つまり糖質です。

炭水化物を摂りすぎると、腸の粘膜がベッタリしてきます。これは、工藤進英先生（昭和大学横浜市北部病院消化器センター・センター長）が内視鏡で観察した結果でわかったことです。通常、下剤を飲めば腸の粘膜も洗い流されますが、炭水化物を摂りすぎた人の腸の粘膜は、洗い流されないでベッタリしているのだそうです。

そういう人は、たいていパンが好き、ラーメンが好き、うどんが好き……で、肥っています。うどん1杯でも、角砂糖14個分の糖質を摂るのと同じだと知ってください。

ときどき「日本蕎麦だったらいいんでしょう?」と質問されますが、炭水化物の量としては蕎麦もうどんもほぼ変わりません。

一般的な病院での管理栄養目安糖質量

1日に必要な糖質摂取量（g）

標準体重（kg） × **活動量（kcal）** × 0.6 ÷ 4

・標準体重 = 身長（m）×身長（m）×22
・活 動 量 = 軽い：25～30、普通：30～35、重い：35～

例 身長160cmで1日の大半を座っている人の場合

［1.6×1.6×22］× 25 × 0.6 ÷ 4 = **211g**

蕎麦粉の繊維質やルチンの効果はたしかにありますが、糖質としては同じ量なので、摂りすぎは良くないのです。

炭水化物を制限するだけで、「糖質制限」になります。特に肥満の人は、穀物を控えるだけでかなりの効果につながります。

消費者庁が作成した「栄養素等表示基準値」（2020年）によると、日本人の1日あたりの炭水化物の目標摂取量は320グラムとなっています。

ですが、活動量がほとんどない人には、これでも多すぎるでしょう。

一般的な病院での目安を上に紹介しますので、参考にしてください。

野菜は栄養素を逃さずにしっかり食べる

野菜を食べましょう。野菜には「免疫力を高める栄養素」がたくさん含まれています。たとえば、レンコン、ジャガイモ、ブロッコリーなどに多いビタミンCは、白血球の働きを強めて免疫力を高めます。たいていの野菜に含まれている食物繊維は、腸内環境を整えることで免疫力を高めます。ビタミンA、ビタミンB、ビタミンEなどにも、それぞれ免疫力を高める要素があります。

ただし、野菜の栄養素の中には、水で流されたり熱で破壊されたりするものが少なくありません。たとえば、ビタミンCは水に溶けやすく、熱や光に弱く、酸化しやすい成分です。保存中や調理中にも失われていくので、手早く調理する必要があります。

また、同じ野菜であっても、昔より栄養素が減っているものがあります。たとえばニンジン100gに含まれているビタミンAは、1950年の調査では4050μgだったのが、2005年には770μgにまで減っていました。55年間に8割以上も減少していたわけです。

それぞれの野菜の特性を知り、栄養素をなるべく残す調理法で、たくさん食事に取り入れてください。次ページの「[野菜別]栄養素を残すコツ」も参照してください。

［野菜別］栄養素を残すコツ

キャベツ	ビタミンU（通称キャベジン）は水に溶けやすく、熱に弱いため、生で食べるほうが栄養素は残せる。加熱するなら短時間で。
白ネギ	辛み成分のアリシンは細胞が壊れることで発生するため、加熱する・刻む・潰すなどして食べる。水に溶け出しやすいので、長時間さらすのはNG。
セロリ	「茎」の2倍のβ－カロテンが含まれている「葉」も残さずに。カロテン類は油と一緒に摂れば吸収率が上がり、ビタミンB群は生で食べれば摂りやすい。
タマネギ	水にさらして辛みを抜くのはNG。コレステロールを抑えるアリシンは空気に触れてできるので、空気に触れる部分が多くなるみじん切りがおすすめ。
白菜	外側の葉にはビタミンCが多く含まれているが、芯から先に食べないと、養分が中心に送られ続け、外側の旨味や栄養が抜けてしまう。
ピーマン	輪切りでは身体に良い「苦み成分」が流出するので、栄養素を残すなら繊維に沿って縦切りに。
ブロッコリー	ビタミン類が豊富だが、茹ですぎると失われるので注意。花蕾だけでなく茎もビタミンや食物繊維が豊富なので、捨てないこと。
レタス	生のままオイル入りドレッシングをかけて食べるのもいいが、栄養価は高くない。加熱すれば量を摂りやすくなり、食物繊維の効果が高くなる。

玄米食のさらなる落とし穴

今はあまり噛まずに飲み込める柔らかい食べ物が多いため、現代人はどんどん噛む回数が減っています。けれども、これは困ったことです。

なぜなら、噛むことには食べ物を小さくして消化を良くするだけではなく、唾液を分泌し、顎の筋肉を弱らせないという効果もあるからです。よく噛むことで満腹中枢も刺激できるため、食べすぎ防止のダイエット効果もあります。ですから、柔らかい食べ物でもしっかり噛んで食べましょう。

ビタミンやミネラルが摂れるということで、「玄米食」を推奨する人もいます。けれども玄米は白米に比べて硬いので、胃の中で消化酵素を多く消費してしまうとも指摘されています。

さらに玄米の「皮」が原因で便秘や下痢になる人も出てきました。

玄米の皮には食物繊維が多いのでメリットもあるのですが、柔らかく炊けていないと消化不良を起こしてしまいます。圧力鍋などを使って柔らかく炊いたとしても、よく噛まなければ同じことです。

玄米は、最低でもひと口30回、理想は１００回以上噛むべきです。そうすれば、消化不良は解決できます。

では、柔らかく炊き、100回噛んで食べればいいのでしょうか？　いいえ、玄米食にはさらなる落とし穴があります。

女子栄養大学の香川靖雄副学長によれば、玄米は白米よりもビタミン、ミネラル、食物繊維を豊富に含んでいるものの、玄米食を過信していると身体に必要なビタミンA、ビタミンD、ビタミンCが不足するそうです。

ですから、どうしても玄米食と言う人は、まずは100回噛むこと。そして玄米に含まれていないビタミンA、ビタミンD、ビタミンCを補うための食品を摂る必要があります。

もう一つ、最後の落とし穴があります。あなたは本当に100回噛めますか？　慌ただしい朝の時間には、100回噛む暇もないのではないでしょうか？　つまり、現実的ではないということです。

玄米食よりも現実的で、玄米を100回噛んで食べるよりも大きな効果を期待できる、軽断食「ボーンマロー栄養法」が私のおすすめです。この軽断食法については、5章でご紹介しましょう。

老化する身体に合った運動をしよう

免疫力を上げるには「運動」も有効です。

運動の効果は、身体機能を向上させ、体力をつけるだけではありません。ストレスの発散、生活習慣病の予防、さらに「もの忘れの予防」にも良い効果があると言われています。特に、すでに生活習慣病になっている人、メタボになっている人には、食習慣の改善もさることながら、運動の習慣が推奨されています。

高齢者でも運動の種類や強度に注意して行えば、基礎代謝を向上させ、筋肉を強化することができます。

「ロコモ」という言葉を聞いたことがあるでしょうか？　「ロコモティブシンドローム」の略で、運動器症候群とも言います。

ロコモは、身体を動かすための骨、軟骨、関節、筋肉などに障害が出て、立つ・歩くなどの基本的な動作に支障が生じている状態です。基本的な動作に支障があるために、「要介護状態」や「要介護になる危険性のある状態」になっています。

メタボ（メタボリックシンドローム）は心臓や脳血管などの「内臓の障害」によって、ロコモは「運動器の障害」によって健康寿命を縮めます。

ロコモの大きな要因の一つは「加齢」で、40代以降になると増えはじめます。ただし、肥満やメタボの人は、年齢にかかわらずロコモになりやすくなっています。「運動不足」が「肥満・筋力の低下」や「骨や関節の障害」を引き起こし、それによって「身体機能が低下」し、そのために「運動不足」に戻ってくるという負のスパイラルに陥るからでしょう。

まだ若い人は、早くから運動習慣をつけて、このスパイラルに陥らないようにしなければいけません。ロコモを防ぐには、若い頃から運動で筋肉量を増やしておくこと、年を取ってからは筋肉量を維持することです。

運動は、有酸素運動（ジョギングなど）と筋肉トレーニングの組み合わせがベストです。筋トレをすれば、筋肉の細胞は一時的に小さなダメージを受けますが、身体はそれを修復させながら、次に同じような刺激があったときに耐えられるように、筋肉の線維を強く太くしようとします。その結果として筋肉量が増えていくのは、高齢者も同じです。

近年は高齢の女性向けに「筋トレ」と「有酸素運動」を繰り返す短時間のフィットネスクラブもあります。運動不足の人には、ＮＨＫのラジオ体操やテレビ体操もおすすめです。

有害重金属の蓄積は避けよう

私たちの生活は、有害重金属（水銀、ヒ素、アルミニウム、カドミウム、鉛、ニッケル、スズなど）の危険にさらされています。

鉱山や産業廃棄物が埋められた土地から有害重金属が流れ出すと、それが土壌や動植物の中にたまって、環境汚染や食品汚染を引き起こします。

ヒ素、鉛、水銀、銅、マンガン、スズ、アンチモン、カドミウムなどが食品に混入して、問題になったこともあります。食品に含まれた重金属は、その毒性が現れてしまう臓器に到達し、蓄積することがあるからです。有害重金属の蓄積は、免疫力を低下させます。

ＭＲＩ検査の造影剤として、重金属ガドリニウム（Gd）が使われています。そのままでは溶けにくく毒性も強いので、化合物として投与されるのですが、それが体内に残留してしまうことはマウスへの実験でわかっています。さらに、人間の骨に沈着することもわかっています。造影剤として注射したガドリニウムは、完全には身体から出ていかないようです。

厚生労働省の医薬安全対策課は「脳への残存が報告されていることを踏まえ、ガドリニウム造影剤を用いた検査の必要性を慎重に判断するように」と２０１７年に方針を示しています。

ガドリニウムに限らず、有機水銀など他の重金属でも同じと考えるべきでしょう。

水道水の塩素濃度が社会問題になったこともありました。今は水道法に基づいた水道水質基準が設定されて、その基準を下回らないと給水してはいけない決まりがあるので、水道水の元となる地下水や河川水に重金属（鉄、マンガン、銅、亜鉛など）が含まれていても、浄水場で取り除かれます。日本ほど水道水が安全な国はありません。

それでも水道水の「カルキ（塩素）抜き」は必要でしょう。カルキ抜きとは、水道水に含まれるカルキや、アンモニアと塩素が化合したクロラミン重金属を無害化することです。

水道水は「塩素」で消毒されているわけですが、塩素は小さな熱帯魚などにはとても危険な成分で、魚の繊細な粘膜やエラなどを傷めると言われます。水質調整剤で重金属を中和無害化しなければ、熱帯魚は棲むことができないそうです。

人間にとっても、短期的毒性はないとは言え、長期的毒性がないとは言えないのではないでしょうか？

カルキ抜きは水道水を沸騰させてもできますが、ＲＯ浄水器（逆浸透膜浄水器）が必需品だと私は思います。

身体は冷やさずに温めよう

「身体を温める」こと、「身体を冷やさない」ことも、免疫力を上げる秘訣の一つです。

体温は上がりすぎてもいけませんが、下がりすぎてもいけません。私たちの平熱は36〜37℃前後で、これはタンパク質が破壊されず、細胞に負担をかけない温度です。

極端な話をしましょう。寒い場所で冷気にさらされると、身体は熱の放散を抑えるように働きます。具体的には末梢細動脈と呼ばれる血管を収縮させて、皮膚の血流を抑えるのです。それと同時に、震えなどの発熱反応が起こります。

36・5〜35℃なら意識は正常です。ですが、中心体温が35℃を下回ると低体温症になり、身体が激しく震え、筋肉の動きがおかしくなりはじめます。35〜33℃に下がると無関心状態となり、歩こうとしてもよろめき、口ごもるようになります。33〜32℃になると話し方がゆっくりになり、発症以前のことを思い出せない「逆行性健忘」や意識不明、運動失調が起きます。32℃より下がると、筋肉が熱をつくらなくなり、31〜30℃で錯乱、無反応、歩くことや起きていることができずに……。

ここまで行くことは普通ないでしょうが、高齢者は「低体温症」になりやすいことを覚えておいてください。それは、加齢で身体のいろいろな機能が落ちていくときに、体温を調節する機能も低下するからです。筋肉量も減り、食欲も減ることで、食事の量も減って体温は上がりにくくなります。

体温が下がるにつれて精神活動や運動能力も落ちていき、本来の能力を発揮できなくなります。なかでも判断力は、早い時期から低下します。活気がなくなり、眠気が起き、悪寒を感じ、顔色が悪くなります。

病気と体温には密接な関係があります。身体には、体温を上げることで病気から逃れられるメカニズムがあります（上がりすぎの危険については3章で述べます）。体温の調節を司っているのは、脳の中の視床下部です。視床下部の主な働きは、食欲、性欲、体温・血圧の調節、自立神経機能の中枢の4種類だと考えられています。

専門的な話をしましたが、大切なのは身体を冷やさずに温めることです。食事では、冬の野菜や根菜類が身体を温めます。お風呂に入る、軽い運動をするなど、「身体を温める」ことを意識しましょう。笑うことも身体を温めます。

睡眠の質を大事にしよう

私たちの心身に大きな悪影響を与えるものの代表格が、睡眠不足・睡眠障害です。

人間を含む動物、植物・菌類・藻類など、ほとんどの生物の体内には「約25時間周期で変動する」という生理現象があります。いわゆる「体内時計」です。この体内時計によって、体温などの自律神経系も、免疫系も、そして睡眠・覚醒リズムも、約1日のリズムに調節されています。

人間の体内時計の周期も約25時間です。地球の1日の周期（24時間）とは約1時間ずれているわけです。

私たちは自身の体内時計ではなく、地球の周期である24時間で日常生活を送っているので、身体には少々の無理をかけているのかもしれません。

私たちは外界からの刺激（光、温度、食事など）を受けることで、体内時計を地球の周期に同調させて、約1時間のずれを修正しています。最も強力な刺激は光ですが、食事や運動、仕事や学校などの社会的な因子も刺激になります。

ところが、体内の25時間周期と地球の24時間周期との間のずれを修正できない状態になることがあります。それが続くと、望ましい時刻に眠りに入り、望ましい時刻に目覚めることができなくなっていきます。そうなると、睡眠に障害が生じるのです。

睡眠時間が平均7時間未満になると、風邪を引きやすいというデータがあります。細菌やウイルスに対する免疫力は、睡眠中に保持・強化されるため、睡眠不足が続くと免疫細胞が減少して免疫力も落ちてしまうからです。睡眠時間は充分でも、夜中に何度も目覚めてしまうなどで睡眠の質が悪ければ、やはり免疫力は落ちてしまいます。免疫細胞が侵入してきた異物の情報を長く記憶するためにも、睡眠は必要です。

「お腹が空いたから、そろそろ12時かな……。あ、当たった！」

このように、昔は時計がなくてもほとんど時間を当てられたのに、近頃は「今、何時かな？」と時計を見なければわからなくなった人はいませんか？　それは加齢などが原因で、体内時計が整わなくなったからです。体内時計を整えなければ、質の高い充分な睡眠は得られません。つまり、免疫力も保てないということです。

体内時計を整えるために、「夜更かしせず、早寝早起きをする」「起きたら、太陽の光を浴びる」「就寝の3時間前には食事を済ませる」「寝る前にはスマホやパソコンを見ない」などの生活習慣をつけてください。

吸わなくても間接喫煙は避けよう

生きた血液を観察できる「位相差顕微鏡」という特殊な光学顕微鏡があります。私のようにこの特殊な顕微鏡を長年使っている研究者が血液を観察していると、いろいろなものを識別することができます。

その人が食事で「糖質を摂りすぎている」などということも、顕微鏡を覗いているだけでわかるのです。

血液からは、「喫煙をしている」または「家族などの身近な人が喫煙している」こともわかります。

言うまでもなく、タバコも免疫力を低下させます。自分は吸わなくても、喫煙者の近くで間接喫煙（受動喫煙）をしていれば、発がんリスクが高くなることはご存じですよね。

喫煙者が室内でタバコを吸うと、タバコ臭の原因となるアンモニアやタール、アセトアルデヒドなどの成分が部屋全体に染み込みます。

タバコには、他に硫化水素、ニコチン、窒素化合物など、匂いに作用する成分が盛りだくさんです。これらの有害物質が混ざり合った匂いは衣類やカーテンなどに残り、時間が経ってもなかなか取れません。

このような環境を「受動喫煙環境」と言います。そんな環境で生活することは、自分の細胞に「がんになってもいいよ」と伝えているようなものです。喫煙はマクロファージをはじめとした免疫細胞の活性を下げるからです。

免疫力を元気にさせたかったら、喫煙者なら禁煙に取り組み、非喫煙者も受動喫煙環境を避けるようにしなければなりません。

ちなみに、電子タバコはどうでしょうか？

電子タバコには、紙巻きタバコや加熱式タバコと大きく違う特徴があります。電子タバコは専用カートリッジ内の液体を加熱して使います。加熱式タバコと混同しがちですが、タバコ葉を使用していません。また、日本では薬事法によってニコチンを含んだものは販売できない決まりになっています。

そのため、電子タバコであれば大丈夫だと考えてしまう人もいるようですが、実際にはホルムアルデヒドなどの有害物質が発生すると報告されていて、なかにはニコチンなどの有害物質が発生するものもあるようです。紙巻きタバコや加熱式タバコほどではないにしても、電子タバコも安全ではないということを認識しておいてください。

コラム

原因不明の「クローン病」

クローン病をご存じでしょうか？ 10代後半から30歳までの若者に多く見られる、原因不明の病気です。腸管に起きる慢性の炎症のせいで、びらんや深い潰瘍ができ、快復と再発を繰り返します。大腸、小腸（回腸末端部）にできやすいことが特徴です。

「潰瘍性大腸炎」と似ていますが、潰瘍性大腸炎が主に大腸粘膜に炎症を起こすのに対して、クローン病は口内から肛門まで消化管のあらゆるところに炎症を起こす可能性があります。また、粘膜の表層だけでなく、深い筋層まで炎症することがあります。

1975年ぐらいにはかなり珍しい病気でしたが、近年は増加の一途をたどっています。現在の日本には、潰瘍性大腸炎が約22万人、クローン病は約5万人の患者がいると推測されています。

患者さんが急増した背景には、診断法や認知度が向上したこともありますが、食習慣の変化も大きいと思われます。そして、その原因の一つには「免疫異常」も指摘されています。

第 3 章

マクロファージという宝物

——この免疫細胞の強大な実力を知ってください!

「はじめに」で「病気にならない秘訣は
マクロファージを健康に保つこと」と述べました。
では、マクロファージとは何でしょうか?
この章ではマクロファージの基本的な働きを紹介します。
あなたの体内で大活躍している
免疫細胞について知ってください。

体内の悪者を退治する「免疫細胞」

皆さんはマクロファージとは何なのかご存じでしょうか？

マクロファージは、体内に侵入した病原体などを貪食《どんしょく》し、排除する「免疫細胞」です。貪食という言葉は聞き慣れないかもしれませんが、医学などの分野では「体内の細胞が不必要なものを取り込み、消化し、分解する作用」のことを指します。文字通り、不必要なものを「貪《むさぼ》り食《く》う」細胞だということです。

マクロファージは「老化した細胞」「がん細胞」「血管に入った細菌類」なども貪食し、不要な細胞の排除にも関わっています。何でも食べるので「貪食細胞」とも呼ばれます。

私が研究を始めた１９９６年頃、ほとんどの医者がマクロファージを「悪者扱い」していました。なぜならマクロファージは、血管の内側に沈着したＬＤＬコレステロール（いわゆる悪玉コレステロール）も貪食してくれるのですが、そのときにマクロファージが集まることでその血管内部に瘤《こぶ》ができ、血流が悪くなり、その瘤が脳や心臓の血管に飛んでいった結果として「梗塞」が起きると考えられていたからです。

皆さんも「動脈硬化が進むと、血管の壁にコレステロールが沈着します。このコレステロールを除去するマクロファージの死骸も蓄積し、血管の内側の壁に隆起物（プラーク）がこびりつきます。大きくなったプラークや、それを治すために血小板が集まった血栓が剥がれ落ちて飛んでいくと、脳梗塞や心筋梗塞の原因になります」などと書かれた解説を読んだことがあるかもしれません。

けれども、それは事実ではありません。血管の瘤の中にマクロファージがあったので、動脈瘤の原因だと誤解されただけです。マクロファージは細菌であれ、ウイルスであれ、ＬＤＬコレステロールであれ、貪食した後は大腸に移動して自然死し、死骸を残さないのです。

２００４年頃から、ようやく悪者扱いされていたマクロファージへの評価が変わりはじめました。「マクロファージが病気との闘いで圧勝する」という研究論文も出てくるようになり、今では多くの世界の学者が「マクロファージこそ先祖代々から受け継いできた自然免疫」「マクロファージこそ難病治癒のキーとなる」と言っています。

病気の人は、自身の体調不良の原因にマクロファージの弱体化があることを知ってください。身体の外から悪いものが入った結果、体内のマクロファージが本来の力を発揮できなくなっています。マクロファージを活性化させることが、快復の秘訣です。

マクロファージは免疫細胞の優等生

あなたが今日も元気に出かけた先は、目には見えない黄砂の降り注ぐ街かもしれません。家に帰ると、喉がイガイガし、目がショボショボして赤くなっています。少し疲れたまま眠りにつきますが、翌朝目覚めれば、元に戻っています。ホッと胸を撫で下ろし、喉や目が変な感じになった原因も、元に戻った要因も考えることなく、何事もなかったように仕事に出かける。いつも、その繰り返しです。

けれども、あなたが意識していないときに、あなたの体内では免疫細胞の優等生「マクロファージ」が先頭に立って、「闘え！」という指令を他の免疫細胞に出しているのです。それらが、あなたの鼻、口、眼球、喉、肺へ侵入してきた病原体や病原菌などを追い出してくれた結果、喉のイガイガも、目のショボショボもなくなっているのです。

このように、マクロファージをはじめとするあなたの免疫細胞は、あなたが健康で長生きできるように頑張っているわけです。もし、あなたがそのことに無頓着で、免疫細胞が疲れるような暴飲暴食を続けていれば、マクロファージの健闘も追いつかず、将来は肥満と動脈硬化のスパイラルに陥って介護施設に直行することになるでしょう。

マクロファージなどの免疫細胞は、悪者を退治するだけではありません。自分たちが退治した病原菌のことを記憶することができます。そして、同じ病原菌に2度と汚染されないように、マクロファージ監視下の免役細胞軍団があなたを守ってくれるのです。ただし、このメカニズムは、マクロファージが活性化していることが条件です。寿命が延びる原理は、マクロファージが活性化することによって、細胞が病気になりにくい性質になって再生することだとも言えるでしょう。

手前味噌になりますが、私が主宰する研究所の職員は、みんな栄養バランスの取れた腹七分目の食習慣を心がけ、健康に気を配っています。風邪を引かず、いつも元気で、血液検査で何の異常も見られない壮年たちです。5章で紹介する「軽断食法」も実行しているので、その効果を実証してくれていると言えるでしょう。

彼ら彼女らの血液を位相差顕微鏡で観察すると、マクロファージが活性化していることがわかります。食生活に気をつかい、マクロファージを活性化させることが「病気に侵されない身体づくりをすることになる」という生きた実証です。

活性化マクロファージで病魔は消滅する

健康法にも「自力本願」と「他力本願」があります。

身体の外から医薬品を入れることで健康長寿を実現しようとするのは、「他力本願」の健康法です。身体の内にあるマクロファージを活性化させることで健康長寿を実現しようとするのは、「自力本願」の健康法です。

私たちは、誰でもマクロファージを体内に宿しています。つまり、誰でも自力本願で健康になり、健康を維持することができるわけです。

残念ながら、薬のエネルギーには限度があります。薬は病を「治癒」することはできても、「消滅」させることはできません。一方、自然のマクロファージのエネルギーは無限大です。そのため、病を根本から消滅させることができます。

細菌、ウイルスなどによる病魔の消滅は、マクロファージが活性化して、初めて可能になります。逆に言えば、マクロファージが元気でなければ、あなたの現在の病気も、そして未来の病気も、治癒させることも消滅させることもできません。

ウイルスが人間に入り込むと、細胞から細胞へとどんどん感染が広がっていきます。そこに駆けつけて、ウイルスをどんどん食べてくれるのがマクロファージです。

マクロファージは無差別に病原体を貪食するだけでなく、免疫システムを調節する物質をつくって、他の免疫細胞を活性化したり、呼び寄せたりもします。

マクロファージはまた、敵の数が多ければ敵を上回るだけの数になります（これを複製能と言います）。しかも、闘う相手が出てくれば「闘うマクロファージ」になり、治癒させる現場があれば「鎮めるマクロファージ」に素早く変わるという臨機応変も心得ています。

ただし、マクロファージにも、活性の弱いタイプ・普通タイプ・強いタイプがあります。病気にかかりやすい人とかかりにくい人の違いは、そのタイプや生活習慣によるものです。

マクロファージを活性化させるには、有酸素運動をすること、お腹の底から笑うこと（笑えば、70％の免疫細胞があると言われる腸を刺激します）、ストレスをため込まないこと、身体を冷やさないこと、よく眠ることなどが良いと言われます。

他力本願（薬依存）の健康法に身を任せてきた人は、ぜひそれを見直し、自力本願（マクロファージ活性化）の健康法に方向転換してください。

まずは血液の成分の話から

マクロファージについて詳しく説明する前に、「血液」の話を少しさせてください。

人間の体重の約7割は、「体液」と呼ばれる水分で占められています。体液には３つの種類があります。リンパ管を流れる「リンパ液」、細胞が集まった組織の中にあって細胞と細胞の隙間を埋めている「組織液」、そして血管の中を流れる「血液」です。

成人の男性なら体重の約８％を、女性なら約７％を血液が占めています。全血液の30％を失うと、生命の危険があると言われています。

血液というのは、とても神秘的です。まず、これほど科学が発達した今でも、人工的につくり出すことができません。そして古今東西、人々は「血」に対して特別な意味を感じていま す。「血のつながり」「血が濃い」「血筋」「血縁」などの言葉もあるように、どれほど血液の成分が解明されても、変わらない特別の強い思いを血に抱いているのです。

血液は、身体のあちこちで流れています。その割合は、心臓で約８％、肺で約８％、動脈で約14％、毛細血管で約６％、静脈で約64％です。

血液は、心臓というポンプによって血管に送り出され、全身を巡り、また心臓に戻ってきます。そして、全身を巡りながら、酸素や二酸化炭素、栄養などを運ぶ「運搬」、ホルモンや体温などを一定に保つ「緩衝」、病原体や異物などから身体を守る「防御」といった役割を果たしています。

血液は、いろいろな成分からできています。「白血球」や「赤血球」という名前はご存じでしょう。赤血球は17世紀に、白血球は18世紀に発見されました。私たちは健康診断で「血液検査」を受けますよね。これは「血液に含まれる細胞」を検査することで、赤血球、白血球などの数、割合などを調べる検査です。

1884年にロシア人の微生物学者イリヤ・メチニコフが、「白血球が細菌を捕らえて食べる」ということを発見してノーベル生理学・医学賞を共同受賞しました。それ以来、白血球は「食細胞」とも呼ばれるようになりました。これが、現在のマクロファージの発見につながっていくことになります。

抗凝固剤で固まらないようにした血液を試験管に入れておくと、次のページの図のように色の違う層に分かれます。上は「血漿」と呼ばれる液体で約55％を占めています。下は「血球」と呼ばれる固形で、白血球と血小板で約1％、赤血球で約44％を占めます。さらに表のように、それぞれの成分によってさまざまな働きがあります。

血液の成分

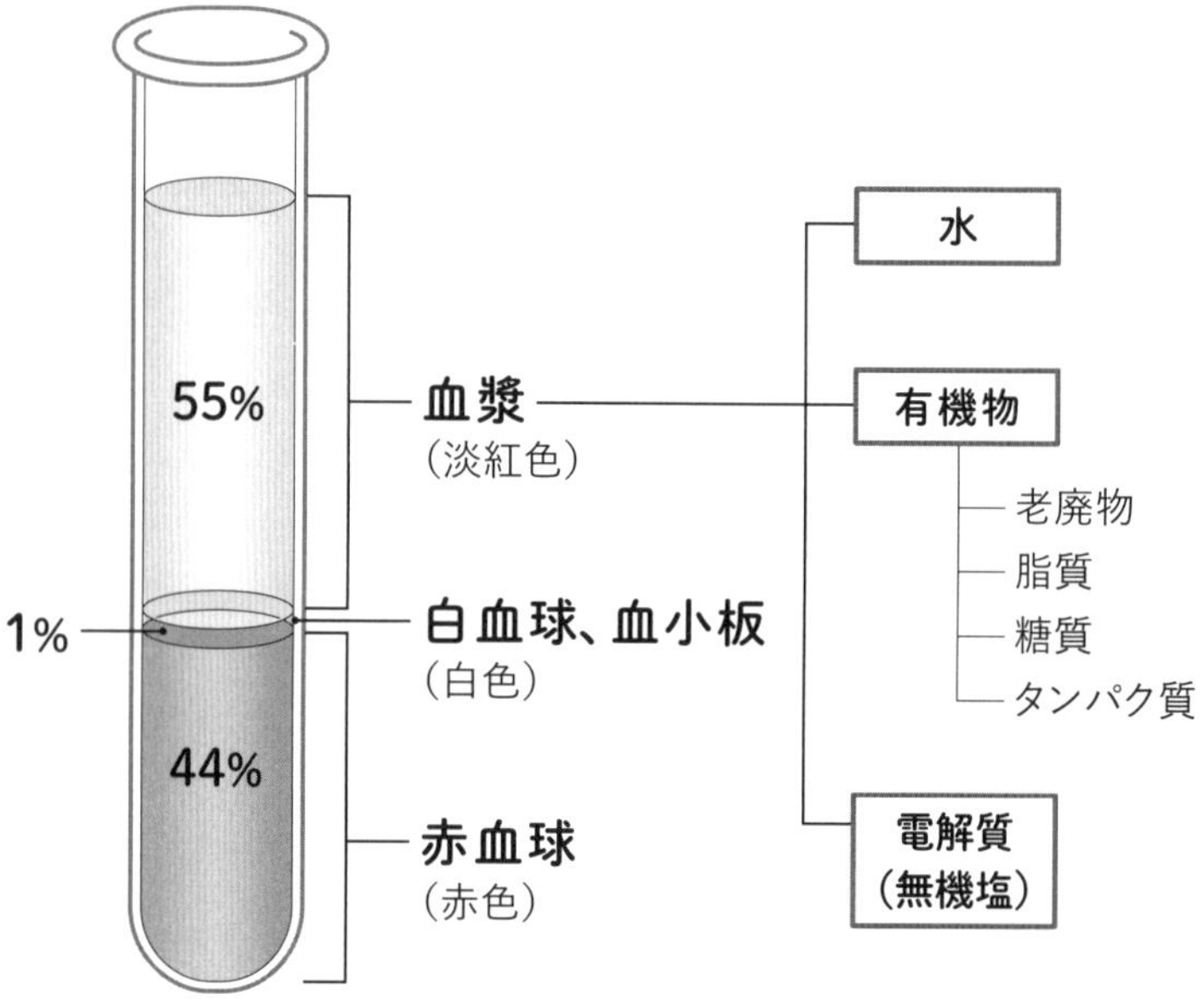

●血漿

約9割は水分です。残りの約1割は固形成分で、主にタンパク質（血液凝固因子、グロブリン、アルブミンなど）です。無機塩類、糖質、脂質も含んでいます。血漿には栄養成分を体内の各組織へ運び、そこで生じた代謝老廃物を集めて腎臓から排出するなどの働きがあります。

●血 球

赤血球

血球の大半を占めています。直径7～8μm（マイクロメートル）の円の真ん中が凹んだような形です。寿命は、骨髄でつくられて脾臓で壊されるまでの約120日間です。赤血球の中にある赤色のヘモグロビンは、肺で酸素を取り込み、身体の各部へ運びます。

白血球

最も大きく、最も数が少ない血液成分です。白色ではありませんが、赤血球よりも後に発見されたときに、赤に対比して白と名づけられました。白血球には「顆粒球」「単球」「リンパ球」の3種類があります。

【顆粒球】　骨髄でつくられます。細菌などの異物が侵入すると貪食作用で捕らえ、消化、殺菌、溶解させるような防衛機構（免疫）に関わります。毒素の中和やアレルギー反応にも関係すると言われます。顆粒球には「好中球」「好酸球」「好塩基球」があります。

【単球】　骨髄でつくられます。以前は「単球がマクロファージに変化する」と言われましたが、その学説は怪しくなりました。増えすぎると「単球増多症」（慢性感染、自己免疫疾患、血液疾患、特定のがんなど）に、減りすぎると「単球減少症」（血流感染症、骨髄の病気など）になることがあります。

【リンパ球】　主にリンパ組織でつくられ、免疫と抗体がつくり出されるのに関係します。微小な抗原を処理しますが、増えすぎるとアレルギー疾患を発症します。ストレスで、その免疫力が落ちることがあり、そうなると、帯状疱疹、子宮筋腫、膠原病などが発症することも。リンパ球には「B細胞」「T細胞」があります。

血小板

直径が約2～3μmの円盤状の物質です。全血液の1％未満しか占めませんが、血管の損傷部位に血栓をつくって止血する作用があります。

明らかになったマクロファージの姿

血液の成分について説明してきましたが、実はマクロファージは「白血球の中の約5%を占める細胞の一つ」です。白血球の内訳は、好中球34〜70%、リンパ球23〜57%、単球1〜10%、好酸球0〜5%、好塩基球0〜2%などと言われますが、私は現在の分析機械の能力に懐疑的で、単球とマクロファージの区別はできないと思っています。

さて、あなたが呼吸をすると酸素が体内に入ることは知っていますよね。酸素はなければ生きていけないものですが、呼吸で入った酸素の中には異物（PM2・5、細菌類、花粉、ウイルス、微生物など）が含まれていて、あなたを老化させたり、病を発症させたりする負の側面があります。

でも、大丈夫。そういう異物は、いくつもの免疫細胞がやっつけてくれるからです。そのときに「悪いものが入ってきた！」と免疫細胞軍団に集合をかけるのがマクロファージです。吸い込んだ酸素は血液の赤血球に取り込まれます。異物が赤血球に入ると、マクロファージや樹状細胞（後で説明します）は、あなたが病気にかからないように活動を始めます。異物が細菌なら、食べた細菌を消化・殺菌して、細菌感染を防ぐのです。

21ページの写真は、マクロファージが酸素に近寄って捕食する様子です。血液の中の白い丸いものが、人間が吸った酸素です。

撮影に使ったのは、前述したアナログの光学顕微鏡「位相差顕微鏡」です。

位相差顕微鏡は、病院や研究施設で使われている「電子顕微鏡」とはまったく異なり、生きた血液を観察するのに、現時点でこれに勝るものはありません。電子顕微鏡は電子線を当てて拡大しますが、光学顕微鏡は可視光線で拡大します。36～37℃前後に設定するので、体内と同じ様子を観察できます。電子顕微鏡でも血液を観察できますが、温度の変化で、体内にある血液と同じ活動は見えません。

生きた血液の撮影に成功したのは、世界中で私だけです。必要なのは、生きた血液の1滴の10分の1だけになります。

この映像は、着色せず、マクロファージがどのように酸素の中の有害物質を退治しているのかを証明しています。電子顕微鏡を使って「これがマクロファージだ」と紹介している画像は着色されていて、リアルではありません。

マクロファージは一生守ってくれる

マクロファージが血液の中の白血球に含まれている細胞だということがわかったところで、マクロファージの正体に、もっと迫っていきましょう。

女性の体内で父親の精子と母親の卵子が融合すれば「受精卵」ができます。受精卵の1つ1つの細胞は、子宮にある胎嚢《たいのう》（赤ちゃんが入っている袋）の中で分裂を繰り返していきます。それによって頭のてっぺんから足先まで、内臓も含めて人間がつくられていくのです。それは受精後第8週までは「胎芽」と呼ばれ、9週目から「胎児」と呼ばれます。

第5週になって超音波検査をすると、胎嚢の中に、白いリング状の陰影が写るようになります。このリングは、卵で言えば黄身に当たるので「卵黄嚢」と言いますが、「エンジェルリング」や「ホワイトリング」とも呼ばれています。

この卵黄嚢は、赤ちゃんに栄養を届ける「お弁当」の役割を果たしています。そのおかげで、小さい胎児は小さいなりに、大きい胎児は大きいなりに、それぞれ心臓、脳、内臓、骨などが形成され、身体ができ上がっていくのです。

その過程をしっかり見守っているのがマクロファージ（卵黄嚢発祥マクロファージ）です。

マクロファージは、お母さんのお腹の中にいた胎生初期から、寿命が尽きて死亡するまで、一生を通して体内にいて、あなたを守る任務を背負っています。この守る任務を「免疫反応」「防御機構」と言います。マクロファージが存在しなければ、今のあなたは生まれてこなかったかもしれないし、あるいは今とは違う姿で生まれたかもしれません。卵黄嚢から生まれたマクロファージは、両親から頂いた「命の杖」なのです。

生まれつき持っている免疫反応であり、防御機構ですから、マクロファージは「自然免疫」と呼ばれています。

この自然免疫に対して、「獲得免疫」というものがあります。獲得免疫とは文字通り、生まれた後で獲得する免疫のこと。自然免疫の目をかいくぐって体内で増えはじめたウイルス、細菌、がん細胞のような病原体が現れたときに活躍します。1度はしかになって回復すると、体内に抗体ができ、2度とかからないのは、獲得免疫のおかげです。

自然免疫が、敵であれば無差別に攻撃する（これを「特異性がない」と言います）とされているのに対して、獲得免疫は、特定の相手だけを攻撃します（「特異性がある」と言います）。

その獲得免疫も、マクロファージの指令を受けて、あなたを守っているのです。

マクロファージは全身に存在している

マクロファージは身体のいたるところに存在しています。あなたがお母さんの胎内にいた初期から、この世に生まれてから死ぬまで、一生を通じて体内に分布しているのです。

かつて、マクロファージは単純なものだと考えられていました。けれども2017年に佐藤荘《たかし》准教授（大阪大学免疫学フロンティア研究センター自然免疫学研究室）が、難病である線維症に特化したマクロファージを発見し、そのときに「さまざまな病気に特異的に働くマクロファージが複数存在している」ことを立証しました。

それ以来、脳、肺、肝臓、心臓、腎臓、皮膚、関節、血管など、さまざまな部位に集まっているマクロファージの機能が世界的に注目を浴びる研究対象になっています。

少し難しい話になりますが、複数存在しているマクロファージの中には、皮膚、脾臓、膵臓などの組織に移動して、そこで定着しているタイプがあります。それは「組織マクロファージ」と呼ばれています。

組織マクロファージには、「肺胞マクロファージ」「腹腔マクロファージ」「脾臓マクロファージ」「胸腺マクロファージ」など、存在する部位の名称がついたものや、肝臓の「クッパー細胞」、脳の「グリア細胞」、骨の「破骨細胞」など、固有の名前がついたものがあります。これは、全身を診る東洋医学と違って、西洋医学では患部ごとに専門的な治療をするため、マクロファージもそれぞれが個別のものとして捉えられているからです。そのため、発見された部位や、発見した医師の名前がついているのです。

実際、マクロファージの働きは、身体のどこにいるかで少し違います。

たとえば、骨に存在する「破骨細胞」は、酸をつくって骨のミネラルを溶かし、加水分解酵素をつくって骨のコラーゲンを分解しながら「骨吸収《こつ》」（古い骨が壊されること）をします。骨吸収は、骨芽細胞による「骨形成」（新しい骨がつくられること）とともに、骨の強度を維持する「骨の再構築」を担っています。

このように何種類もあって違う呼び方をされるマクロファージですが、原点は同じです。細胞によっては特有の働きもありますが、どれも共通して細菌や死細胞の貪食・除去にあたっています。

なお、肝臓のクッパー細胞や脳のグリア細胞などは卵黄嚢由来ですが、腎臓や肺に存在するマクロファージには卵黄嚢由来のものと骨髄由来のものがあって、専門的には組織内での増殖により自己新生すると考えられます。

マクロファージは多様な仕事をこなす

マクロファージが充分に活性化していれば、身体の外から異物（細菌、ウイルスなど）が侵入しても、マクロファージが貪食して退治してくれると述べました。でも、マクロファージが貪食する対象は、外から侵入してきた異物だけではありません。体内にあって寿命を終えた赤血球、白血球、血小板、死んだ細胞、がん細胞、酸化ＬＤＬコレステロール、アミロイドβ蛋白、ＡＧＥｓなど多種多様です。

マクロファージはまた、自分が働くだけでなく「司令塔」にもなります。

マクロファージは、自分が貪食した異物の情報を見せ、別の細胞を介して、他の細胞に命令を発します。異物の粒子の大きさに合わせて担当者を決め、それぞれの担当者に異物を除去させるのです。

貪食細胞はマクロファージだけでなく、白血球に含まれている「好中球」や、次章で説明する「樹状細胞」など、いくつもあるのですが、最も強く秀でているのはマクロファージです。なぜなら、マクロファージからの命令がなければ、他の貪食細胞は動き出さないからです。ですから「司令塔」なのです。

マクロファージは最も古い起源を持つ免疫細胞ですが、長い進化の過程でたくさんの機能を獲得してきました。異物や死細胞などを捕まえて消化・除去する「貪食作用」だけではありません。

なかには少し難しい表現もあるのですが、「感染の防御」「免疫力の強さの調整」「免疫寛容（自分の細胞や抗原に免疫反応を起こさせない機能）の誘導」「エネルギー代謝の調整」「老化細胞やタンパク質の除去」「抗原を示すこと」「腫瘍細胞を傷害すること」「脂質の代謝作用」など、実にさまざまな機能があって、基本的で重要な役割を果たしているのです。こういう機能によって、ホメオスタシス（体外の環境が変化しても、体内の環境を一定に保とうとする恒常性の仕組み）も保たれています。

なお、普通の免疫群は、日々降りかかる細菌やウイルス、あるいはPM2・5などと闘った後に、2～3日で死を迎えます。

ところがマクロファージは、すぐには死にません。闘いが不利になると自己を複製させて敵を打ち砕きますが、その後は闘いに備えてスタンバイしているマクロファージに戻り、ちゃんと生きているのです。

免疫細胞と体温の関わり

病気の成り立ちは、体温と関係があります。病気になると、よく熱が出ますよね。医学的にいう「発熱」は37・5℃以上ですが、抗原（ウイルスや細菌）が体内に侵入したときに発熱するのは、身体を守るのに必要な防御反応です。

ウイルスや細菌が体内で感知されると、マクロファージなどの免疫細胞が「サイトカイン」という物質をつくります。サイトカインが働くと、脳の視床下部に「体温を上げろ！」という指令が伝わります。すると身体のいろいろなところで熱の放散が抑えられて、体温が上がります。この流れが抗原の増殖を防ぎ、白血球の機能を活性化させて、免疫力の向上につながるのです。つまり、発熱すると免疫力が高まるということです。

では、身体の熱はどこでつくられているのでしょうか？　実は、すべての細胞で熱はつくられています。細胞は炭水化物・脂肪・タンパク質を燃焼させて、体温を維持しています。余談ですが、太っている人が汗をよくかくのは、内臓が熱をつくりすぎているからです。

平熱とされる36〜37℃前後はタンパク質が破壊されず、細胞に負担をかけない温度だということは2章で述べました。

体内に病原体が侵入してくれれば、各臓器にいるマクロファージが指令を発して免疫群が出動し、38～40℃という熱をつくります。その熱が高くなれば、免疫群はさらに活性化して病原体を食べ、あなたを守ります。

病原体の死滅温度は40℃です。40℃になれば、大気、水、土壌、動物、人間などに存在する病原性の微生物の増殖は抑えられます。

とはいえ、無尽蔵に熱をつくると、あなたは疲れて倒れるかもしれません。病院でも家庭でも体温計は42℃までですが、体温が42℃になると、細菌やウイルス感染病原体も死にますが、身体をつくっているタンパク質も破壊されます。一度破壊されたタンパク質は、元に戻ることなく死ぬことになります。

ですから、身体は効率よく熱をつくり出さなければいけません。効率よく熱をつくり出している臓器は、心臓、肝臓、脳です。身体全体では、筋肉が一番多く熱をつくっています。風邪を引くと筋肉が痛いのは、熱をつくっているからです。

白血球の一種で、獲得免疫である「B細胞」というのがあります。侵入した異物が危険かどうかを判断し、その情報を記憶し、再び侵入されたときにいち早く対処できる細胞です。このB細胞が活性化して、病原体が全滅すれば、沈静化されて熱が下がります。

マクロファージは認知症を防ぐ

脳にあるマクロファージは「グリア細胞」と呼ばれます。脳内のマクロファージは、神経回路を形成したり、神経伝達の恒常性を維持したりと、重要な役割を担っています。

グリア細胞の一つに「ミクログリア」があります。ミクログリアはグリア細胞集団の10〜15%を占め、脳に常駐しています。卵黄嚢で発生し、早いうちに脳に移動し、成人期の間は安定した数を保っています。

このミクログリアは、アミロイドβ蛋白を貪食します。アミロイドβは、脳内でつくられたタンパク質が分解されたものです。グリア細胞の機能が落ちると、脳にアミロイドβ蛋白が沈着し、それがアルツハイマー型認知症の原因の一つとなると考えられています。

うつ病患者のうつ症状とミクログリアの活性には相関関係があり、ミクログリアの老化はアルツハイマー型認知症を引き起こすのではないかという研究も進んでいます。つまり、ミクログリアの活性を維持することは、認知症の予防にもなるということです。

またミクログリアは、ニューロン（脳を構成する神経細胞）の中で「神経伝達物」をつくらせます。神経伝達物質とは、ニューロンとニューロンの間の隙間で信号を仲立ちする物質で、約50種類もあると言われます。

たとえば、「幸せホルモン」と呼ばれるドーパミンやセロトニンなども神経伝達物質です。そういう神経伝達物質は、ニューロンの中でつくられた後、膜に包まれた状態で脳の軸索に運ばれます。そして、シナプス（ニューロン同士をつなぐ接合部）の末端まで来ると放出されるのです。

プラス思考の人は、ミクログリアも他のマクロファージも活性化しています。あなたのプラス思考がマクロファージに伝達されると、マクロファージは頭のミクログリアをはじめとする全身のマクロファージに伝令を伝えて活性化させます。

プラス思考の人、つまりミクログリアが元気な人はボケません。そして、マクロファージは、あなたをプラス思考にもさせるという循環もあります。

なお、脳の神経線維は、体内にある「リン脂質」の中で最も多い「レシチン」でできた「ミエリン鞘《しょう》」という絶縁質で覆われています。このミエリン鞘が傷つくと、神経線維が大きなダメージを受け、認知症やアルツハイマー病の原因になります。5章で紹介する「軽断食法」には、傷ついた神経線維を修復させる効果があります。

栄養過多でマクロファージは働けない

マクロファージは、ほとんどすべての動物に存在しています。そしてマクロファージが活躍している「自然免疫」軍団は、自分たちも闘うと同時に、「獲得免疫」軍団にも出動を要請し、活躍を促します。マクロファージが陣頭指揮を執る最強軍団は、未知の細菌やウイルスに襲撃されたあなたを守り抜くはずです。

けれども、マクロファージがしっかり働けなくなるケースがあります。

その一つが「栄養過多」です。なぜでしょうか？　それは、マクロファージが貪食する対象に「過剰な栄養素」も含まれているからです。

胃腸から吸収された栄養素は、血液やリンパ管によって身体の隅々にまで運ばれます。ところが、必要以上に栄養を摂っていると、余分な栄養素が細胞の中に取り込まれず、血液中に残ってしまうのです。これをマクロファージが処理してくれるわけですね。

しかし、マクロファージがこの「余分な栄養素の処理」に専念していると、細菌、ウイルス、がんなどに対する防御機能が低下してしまうのです。言い換えれば、感染症やがんなどのリスクが増すということです。

特に酸化ＬＤＬコレステロール（いわゆる悪玉コレステロール）を貪食したマクロファージは、「泡沫細胞」と呼ばれる泡状の細胞となって血管壁に沈着します。これが、（アテローム性）動脈硬化の主役となるのです。これは、栄養過多で起こる現象です。

風邪を引いたときには誰でも食欲がなくなりますが、これは「マクロファージの活動を免疫に専念させるための反応」とも考えられています。食欲がなくなれば、余分な栄養素を取り込まずに済むからです。

栄養過多になっている人の体内では、マクロファージは防御細胞としての機能を失っているということです。マクロファージの防御機能を維持するために、栄養過多にならないようにしましょう。

戦後かなり経ってジャングルで見つかった旧日本兵の健康状態が専門家の予想よりも良好だったのは、飢餓状態にあってマクロファージが元気だったからかもしれません。

2章で、江戸時代の養生訓で推奨された「腹八分目」を紹介し、飽食の現代なら「腹七分目」で充分だと書きました。栄養過多を防ぐためには、満腹になるまで食べないことも大事でしょう。それを裏づけるエピソードを次の項目でご紹介します。

マクロファージは「腹七分目」が大切

山形県にある小白川至誠堂病院で実際にあった、2名の患者さんの話です。

1人の患者さんは、超高齢で脳梗塞の後遺症があり、点滴500ml（108カロリー）で長く安定していました。前主治医から引き継ぎを受けた新任の先生は、いくら何でも少なすぎると考えて、1080ml（200カロリー）に変更しました。

ところが、間もなく患者さんは肺炎を併発して、亡くなってしまったのです。カロリーと水分を少し増やしただけで、なぜ状態が不安定になったのか……？　この医師の脳裏には謎が焼きつけられました。

もう1人の患者さんは107歳でした。小食でしたが、認知症もなく、家族に囲まれて幸せに過ごしていました。主治医が、どうしたらこのようにボケないで過ごせるのだろうと考えて服用薬をチェックしたところ、降圧剤のCa拮抗剤と、骨粗鬆症予防のビタミンD3だけだったのです。驚くほど少ない薬の量でした。

このとき、先生は「腹七分目」という言葉を思い出したのです。

満腹まで食べれば、胃腸、肝臓、膵臓などの消化器系に負担をかけます。食べた分のエネルギーを消費しなければ、肥満や生活習慣病になります。けれども、腹七分目という言葉には、もう少し深い意味があるのではと、この先生は考えました。

そんな折、彼はある研究論文を目にしました。それはアカゲザルを30％カロリー制限群と非制限群に分け、20年間観察した研究でした。20年後の生存率は、カロリー制限群で80％、非制限群で50％。つまり、カロリー制限をされた群で寿命が延びていたのです。しかも、その群では、心血管系の病気、糖尿病、がんなどの発症が低下していました。

研究では、飢餓状態または25％以上のカロリー制限で、サーチュイン遺伝子（長寿遺伝子）が活性化していました。このサーチュイン遺伝子は、エネルギー工場であるミトコンドリアを増やし、体内の遺伝子を監視し、傷ついた遺伝子を修復して老化を抑えていました。

この先生は、腹七分目が身体に良い理由には、サーチュイン遺伝子だけでなく、マクロファージも関与していると考えて、マクロファージの観点からも腹七分目が大切であることを研究していきました。

点滴５００mlで長く生きていた超高齢の患者さんは、低栄養でマクロファージが活性化していて、基礎代謝の低下と相まって免疫と栄養のバランスが取れていたと考えるようになったと言います。

マクロファージは抗がん剤で弱る

心身が元気なときにはマクロファージも元気なので、がん細胞は成長できません。がん細胞は身体の中で毎日できているのですが、マクロファージがそれをやっつけているので、マクロファージが強い人はがんにならないのです。

ところが、ストレスや食生活などの問題があって免疫力が弱ってくると、がん細胞が成長してしまいます。最初は小さくて数も少なかったがん細胞が、3年、5年と経つうちに大きく増えていくのです。

困ったことに、がん細胞には、とある防御の方法が備わっています。がん細胞は攻撃しにきた免疫細胞に「俺とおまえは仲間じゃないか」と言い、免疫細胞は「そうか」とだまされて攻撃しなくなるのです。

マクロファージは闘った後も、すぐには死なないと前に述べました。多くの獲得免疫細胞は2〜3日で死にますが、マクロファージはなぜか死にません。マクロファージは貯金のようにため込むこともできます。

ところが、人工物である薬を飲むと、マクロファージは弱ってしまいます。

抗がん剤もまた、マクロファージを弱らせます。がんの人の白血球の数値が下がるのは、抗がん剤の影響です。重い病気の人に強い薬を飲ませると、白血球はすごく下がるのです。

がんになっても、抗がん剤などの医薬品ではなく、親からもらったマクロファージに頼るほうがいいでしょう。

あえて言えば、漢方薬のほうがまだいいかもしれません。

「生薬」という言葉はご存じでしょう。生薬とは、動植物・鉱物をそのまま、またはあまり加工せずに使う薬です。その生薬が集まって、漢方薬になります。1つの漢方薬にはいろいろなものが混ざっていて、西洋医学で処方される薬に比べて効き目は弱いとも言えますが、マクロファージを弱めないという意味ではずっといいでしょう。ただし、誤解している人もいるのですが、漢方薬でも副作用が出ることはあります。

一番良いのは、漢方薬も使わずに、自力で頑張ることです。次章で述べますが、がん細胞に対するマクロファージの攻撃性についても研究がされており、マクロファージを利用した新たながん治療薬の開発も考えられています。

コラム

結核療養所が高原や海辺にある理由

かつて、結核患者は空気がきれいで日当たりのいい場所に建てられたサナトリウム（結核療養所）で長期療養をしていました。化学療法の発達した現代では、結核も短期間で治るようになり、規模が縮小されていますが、感染患者がそのような場所で療養するのは理にかなったことです。

空気がきれいで、日光を浴びられる場所では、酸素の中に異物が入りにくくなっています。そして、肺に到達した結核菌を、肺胞マクロファージが貪食してくれます。さらに、特定の免疫細胞から分泌されるサイトカイン「INF-γ（インターフェロンガンマ）」がマクロファージを活性化し、それが結核菌を排除してくれるのです（それでも、残念ながら排除できなかった場合には、結核に感染してしまうわけですが……）。

私たちも空気のきれいなところで日光を浴びることによって、免疫力を上げることができるでしょう。

第4章

悪を撃滅するマクロファージ

——この壮大な免疫群の仕組みを理解しましょう！

マクロファージは「武闘派」の細胞です。
自ら闘い、他の免疫細胞に檄を飛ばして闘わせます。
あなたの体内でどんな闘いが繰り広げられているのか、
その機序を説明します。
「小難しい話はメンドクサイ」という人は、
この章を飛ばして実践的な5章にお進みください。

生命の起源はマクロファージである

「原始マクロファージ」を発見・命名したのは、マクロファージの発生と分化を研究している熊本大学医学部の高橋茂先生です。先生の研究によれば、マクロファージはすべての脊椎動物に存在し、その発生は骨髄など、血がつくられる場所（造血巣）と関連しています。

進化論の系統発生で考えると、原始マクロファージは、単細胞から多細胞生物に進化した段階で発生したと考えられています。マクロファージ（またはその原型）は初期の頃に発生し、その後は各臓器を構成する細胞、免疫細胞である顆粒球やリンパ球などに進化していきました。さらに遅れて単球が現れ、もっと進化が進んでから樹状細胞が出現しました（樹状細胞については、後で解説します）。

マクロファージが顆粒球や単球よりも先にできたという事実は、個々の人間の内部でも同じです。マクロファージが人間の中で最初に発生するのは、胎内の「卵黄嚢」です。

卵黄嚢で造血巣が発生し、最初は未分化の造血幹細胞（血液の成分のもとになる細胞）ができるのですが、やがて原始赤芽球、未熟な栓芽球、原始マクロファージが発生します。この時期にはマクロファージが圧倒的に優位で、単球や顆粒球は見られません。

卵黄嚢でつくられた未熟な原始マクロファージには、その核にくびれが出現します。原形質の発達とともに、体内で不要になった脂質や糖質を分解する「ライソゾーム」などの細胞内小器官が増え、細胞表面からは突起を出し、「胎生マクロファージ」へと成熟します。原始マクロファージも胎生マクロファージも分裂能が高く、その7割が分裂します。特に卵黄嚢マクロファージは分裂能が高いとされます。

胎児が成長して骨ができてくると、骨の中には造血幹細胞があるので、「単球」などいろいろな血液成分もできていきます。

造血の場は肝臓に移り、やがて骨髄に移ります。生まれてからの造血はもっぱら骨髄に依存します。このような造血の場の変遷（卵黄嚢↓肝臓↓骨髄）とともに、マクロファージの前駆細胞も移動します。

まだ仮説ですが、マクロファージは卵黄嚢に発生した未分化な造血幹細胞から分化したと推定されます。この過程で、単芽球、前単球、単球は出現していません。実は原始マクロファージや胎生マクロファージが単球からできたという学説があったのですが、それは間違いだということがそこからわかります。詳しくは次のページで説明しましょう。

マクロファージは正義の味方

近年になって、マクロファージに関する新発見が続いています。イリヤ・メチニコフが貪食細胞を発見して1世紀以上になり、私が生きた血液の研究を始めてから30年になりますが、100年前とも、30年前とも、現在はまったく違ったものが見えています。

1970年頃に「単核食細胞系」と呼ばれる免疫系の機構の概念が提唱されてから、マクロファージは骨髄にある血液の「単球」が必要に応じて組織で分化した最終形態と見なされました。また、自らは分裂せず、骨髄からつくられた「単球」からの分化によって維持されるとされてきました。けれども、寿命が非常に短い単球がマクロファージの前駆細胞と考えると、説明のつかないことがいろいろ出てきました。

北海道大学の橋本大吾先生がマウスを使ってマクロファージの前駆細胞を再検討したところ、多くの組織に常在しているマクロファージは単球からは分化せず、骨髄の造血幹細胞にも由来しないことを発見しました。それまで信じられていたのとは違って、ゆっくりと分裂し、さらにマクロファージが減少したときには自己の分裂を進め、血液中の細胞とはまったく独立して局所で維持されるということも発見しました。

その一方で、腸管のマクロファージなど、一部は単球に由来していることも突き止めました。マクロファージは単球から分化した単一の細胞集団ではなく、分化、維持、機能がそれぞれ異なるさまざまな細胞の総称であることが明らかになりつつあるのです。

今でもインターネットの検索エンジンで「マクロファージ」を調べると、「単球に由来する大型細胞」などと解説しているサイトを見かけますが、それはもはやフェイクニュースです。現在では、マクロファージが卵黄嚢から生じ、組織内マクロファージの多くは胎生期幹細胞・前駆細胞由来であるという学説が主流です。

私が1990年代に位相差顕微鏡でマクロファージを研究していた頃は、3章の最初で述べたように「マクロファージは動脈硬化を起こす悪者」という印象が強く、研究対象から無視されていて、私は隠れて研究を進めざるをえませんでした。

けれども、2004年前後を境に「マクロファージは正義の味方」だという多くの論文が発表され、2015年頃にはマクロファージの多様性が発見され、「難病治療の創薬」などと脚光を浴びるようになったのです。

多くの医師はまだ知らない、最先端の研究者だけが知っている「命の杖」。それがマクロファージです。古いフェイクニュースに惑わされてはいけません。

「樹状細胞」「ヘルパーT細胞」の連係

体内に侵入した病原体などを貪食して排除するのは、マクロファージだけではありません。「樹状細胞」「NK細胞」などと呼ばれる細胞も免疫群として参戦して、あなたを守ります。その機序を見ていきましょう。

病原体（抗原）が体内に入ると、マクロファージが駆けつけてそれを貪食します。マクロファージの活性が高ければ、他の白血球（顆粒球、リンパ球など）が処理する前に、まずはマクロファージ自身が敵の種類に関係なく無差別に処理するわけです。このときにマクロファージは、その病原体の性質を大まかに認識し、分類しています。

少し遅れて、好中球（顆粒球の一つ）も病原体をどんどん食べていきます。

そしてマクロファージは、自分が貪食した異物の断片を細胞の表面に提示して、他の細胞に司令を発します。異物の粒子が大きければ「顆粒球」に処理させ、ウイルスやがんなど異物の粒子が小さければ「リンパ球」に指示して異物を除去させます。

病原体が攻めてきたときに、これらの白血球がまず働くのが「自然免疫」です。

もし、これで対処できなければ「樹状細胞」が動きます。樹状細胞は、元は白血球の中の免疫細胞の一部で、名前の通り樹木のような突起があります。皮膚や粘膜にたくさんいて、ウイルスを貪食すると活性化されます。

樹状細胞には、マクロファージが免疫細胞に情報を伝える際にも重要な役割があります。

樹状細胞は血液によって運ばれて、身体のあちこちに分布しています。身体の中や表面で病原体を発見すると、その病原体を自分の中に取り込んで、その特徴を覚えることができます。樹状細胞もわずかながら病原体を食べて分解しますが、それと同時に、敵をより効果的に攻撃できるように、敵の目印情報を伝えてくれるのです。

病原体（抗原）を取り込んだ樹状細胞は、リンパ管を通ってリンパ節へ向かいます。リンパ節とは、リンパ管に一定間隔で設けられているフィルターのような器官です。リンパ液の中のウイルスや樹状細胞は、近くのリンパ節に滞留しています。

リンパ節へたどり着いた樹状細胞は、そこで獲得免疫T細胞の一種である「ヘルパーT細胞」に尋ねます。「これはヤバい味がしたのですが、身体にとって危険なものですか？」と。リンパ節でウイルス、樹状細胞、T細胞が一堂に会し、敵の情報がヘルパーT細胞へと伝えられるわけです。

ウイルスを破壊する「キラーT細胞」

この段階で、司令塔は自然免疫のマクロファージから、獲得免疫のヘルパーT細胞に移ることになります。

ヘルパーT細胞は「これは身体にとって危険だ」と判断すると、「サイトカイン」という連絡物質を放出します。サイトカインは免疫調整物質でもあり、獲得免疫であるB細胞を「形質細胞」と呼ばれる細胞に変身させます。

この形質細胞も、敵を攻撃します。形質細胞は、敵（抗原）に対する「抗体」をつくり、その抗体を体液中に投げて攻撃し、病原体を弱らせます。

ここでつくられた抗体には「味つけ」作用があります。味をつければ食欲は増します。マクロファージや好中球の貪食作用が上がり、その結果、病原体をどんどん排除できるのです。

大事なポイントですが、多くの「細菌」は、細胞の外から細胞を攻撃しています。ですから、「体液（血液、リンパ液など）の中を流れる抗体」が効果的なのです。ところが、「ウイルス」は細胞が持つ力を利用して細胞内でどんどん増殖し、細胞内に寄生するので、抗体の攻撃が届かず、マクロファージや好中球も攻撃できなくなります。

そのときに役に立つのが、これもT細胞の一種である「細胞傷害性T細胞（キラーT細胞）」になります。

ウイルスに感染してしまった細胞は「自分を破壊してくれ」というメッセージを、サイトカインを使ってキラーT細胞に送ります。そこでキラーT細胞は、ウイルスに感染した細胞ごと破壊します。そのため、いわゆる「殺し屋（キラー）」の異名があるのです。

キラーT細胞は、樹状細胞からも抗原の情報を受け取ります。さらにヘルパーT細胞からの刺激も受けることで活性化します。こうしてキラーT細胞はウイルスに感染した細胞を破壊していくのです。

ちなみに、ウイルスに感染した細胞を、細胞ごと破壊するキラーT細胞の免疫反応のことを「細胞性免疫」と言います。細胞が直接働くからです。一方、B細胞がつくる抗体が抗原を攻撃する免疫反応のことを「液性免疫」と言います。抗体が体液に溶けた状態で働くからです。細胞性免疫の主役はキラーT細胞で、液性免疫の主役はB細胞です。

1章で「生ワクチン」について説明しましたが、生ワクチンを接種すると、獲得免疫の反応が起こり、細胞性免疫と液性免疫が生まれます。

次の攻撃に備える「記憶細胞」

樹状細胞が抗原を示してヘルパーT細胞やキラーT細胞が活性化すると、これらのT細胞は増殖します。

また、B細胞のほうも、活性化するときに増殖します。

T細胞やB細胞は闘って敵を鎮圧しているとき、「敵の顔」や「敵との闘い方」を記憶し、次の敵の侵入に備えています。

リンパ球（T細胞やB細胞）が増殖して、細菌やウイルスと闘って排除できると、これらのリンパ球は死んでしまいます。しかし、一部のリンパ球は生き残ります。これが「記憶細胞」です。今回攻めてきた病原体がどういう特徴だったかを記憶するので、「メモリー細胞」とも呼ばれます。記憶細胞には「記憶T細胞（メモリーT細胞）」や「記憶B細胞（メモリーB細胞）」があります。

つまり、日々闘っているT細胞やB細胞は2〜3日で死にますが、記憶T細胞、記憶B細胞、記憶キラーT細胞は体内に潜んで長く生き残るのです。そして、次に同じ「抗原」を持つ病原体が攻めてきたときに、素早く病原体を攻撃して排除してくれます。

一度かかった病気にかかりにくくなるのは、このT細胞とB細胞の働きによるものです。これは後天的に得られる免疫反応なので、「獲得免疫」です。

こうした自然免疫と獲得免疫との連携によって、身体はウイルスや細菌、がん細胞などの敵から守られています。

なかには自然免疫と獲得免疫の両方の特徴を併せ持つ「NKT細胞（ナチュラルキラーT細胞）」のような細胞もあります。NKT細胞は、T細胞、B細胞、NK（ナチュラルキラー）細胞に続くリンパ球だと言われています。

このように、体内のマクロファージは常にあなたの体内にゴミを残さないようにインプットされています。

なお、マクロファージにも「活性化型レセプター」と「抑制化型レセプター」があり、抑制化型レセプターは、がんの免疫逃避機構に関わると発表されています。

これは、マクロファージは常に活性化していればいいというものではなく、あなたに問題が起きていないときにはエネルギーを蓄えて緊急時に備え、問題が起きたときに解決に急行するということです。

現代人は無駄に酵素を消耗している

人間の体内で生み出される酵素は「消化酵素」と「代謝酵素」の2種類で、生涯を通してつくられる酵素の量は決まっています。何十年にも及ぶ食生活の中で、限りある体内酵素の浪費を防ぐことは、長寿の要因になります。

この2つの酵素のバランスは重要で、消化酵素の占める割合が小さいことが理想です。

私たちが摂取する栄養素は、口から胃や小腸にいたるまで、それぞれの場所で異なる消化活動によって分解・消化されていきます。「身体は食べたものでできている」と言われますが、正確には「身体は腸で吸収したものでできている」と言えます。つまり、「何を食べたか」ではなく、「何を消化したのか」ということです。

どれほど栄養価の高い食物を食べても、分解されて体内に吸収されなければ栄養にはなりません。そこで大切なのが「消化酵素」です。私たちが食べ物を噛んで飲み込めば、唾液、胃液、膵液、腸液に混じって、かなりの量の消化酵素が分泌されます。

消化酵素の消耗は、代謝酵素の欠乏を招きます。インスタント食品、砂糖、農薬が残る食品、トランス脂肪酸などの悪い油脂、加熱処理された無酵素食品などを大量に摂る食生活は、自然な食のシステムではありえないほど、多くの酵素を消費します。体中の酵素が消化酵素にどんどん動員され、代謝や解毒を行う代謝酵素が絶対的に不足することになります。

代謝酵素の不足は、健康を損ね、病気を引き起こす大きな原因となり、老化を進行させ、寿命も短くします。便が出たから安心と思いきや、毒素は体内に蓄積され、細胞が傷つき、大腸がんなどを引き起こすのです。

なお、胃粘膜の主細胞から胃液中に分泌されて、タンパク質を分解する「ペプシン」という名前の消化酵素があります。胃液には腐食性の強い塩酸のほかに、ペプシンも含まれているので、多くの感染微生物を殺すことができるのです。

このペプシンは、マクロファージが古くなった赤血球を貪食する機能や、異物が抗原であることを提示する機能を増強します。その一方で、マクロファージの中には、生化学的・免疫化学的にペプシンと極めて類似した酵素が認められています。

つまり、ペプシンがマクロファージ機能を強化し、マクロファージ内に存在するペプシン様酵素がマクロファージの貪食や抗原提示に重要な役割を果していることが示唆されているのです。もう40年も前ですが、こういう興味深い研究結果が発表されています。

肌の老化とマクロファージバランス

細胞が傷つくような刺激を受けると、マクロファージなどの自然免疫の細胞が活性化して、炎症を促すことで異物を撃退しようとします。そのときにつくられる物質は、「炎症性サイトカイン」と呼ばれます。ところが、その刺激が続くと「慢性炎症」が起こり、それがさまざまな病気を引き起こします。

炎症反応そのものは、紫外線や乾燥などの刺激に対する防御反応です。ですが、いったん起きた炎症反応が収まらずに慢性化することがあります。老化の過程そのものによっても細胞は傷つき、そこから低レベルの炎症が続くこともあります。

この慢性炎症によって老化が進む現象は、「インフラマエイジング（炎症老化）」と呼ばれます。インフラマエイジングは、生活習慣病に加え、サルコペニア、フレイル、認知症など、高齢者特有の病気のもとになります。

インフラマエイジングを引き起こす炎症の慢性化に対処するには、炎症の原因である老廃物などを取り除くことのほかに、「炎症を止める機能を正常化する」ことが必要です。

ここで登場するのが2種類のマクロファージ、M1／M2です。M1マクロファージは主に炎症反応を担い、外敵などを排除します。Ｍ２マクロファージは抗炎症反応や、炎症で傷ついた組織の修復促進を促します。

言うまでもなく、老化は肌でも起こります。肌で生じるインフラマエイジングの発生要因として、２種類のマクロファージのバランス（Ｍ１／Ｍ２バランス）の崩れが関与していることを世界で初めて確認したのは日本の資生堂です。

肌の傷が治る過程ではＭ１／Ｍ２バランスが重要ですが、陽に当たっている肌での実験では、高齢者（平均70代）は若い人（平均30代）よりもＭ１マクロファージが増加し、Ｍ２マクロファージは減少していました。

紫外線や乾燥など外部からの刺激による炎症反応に対して、炎症の強さを抑制する「抗炎症」対策だけでなく、インフラマエイジングには弱まった炎症を止める「消炎症」対策が必要なこともわかってきました。

肌のインフラマエイジングの原因やメカニズムは、まだ完全にはわかっていません。ですが、Ｍ１／Ｍ２バランスが崩れることで慢性炎症を抑えられず、インフラマエイジングが起きることはわかっています。健康なマクロファージが肌の老化を防ぐことは想像できますね。

がんと闘うマクロファージへの期待

2021年末、神戸大学大学院医学研究科の研究グループが、がん細胞を殺傷する能力を持つマクロファージ細胞の中に存在する「SIRPα」と「SIRPβ1」という膜タンパク質に結合する抗体を用いることで、マクロファージが活性化され、特定のがん細胞を効率よく排除できると発表しました。

SIRPαは、細胞の内外を分ける細胞膜上に存在する膜タンパク質の一つで、マクロファージに豊富に存在しています。マクロファージの貪食標的になる細胞上の別の膜タンパク質CD47と結合することで、貪食作用の活性調節を担っています。

SIRPβ1は、SIRPαと非常によく似たアミノ酸配列を持つ、SIRPαのファミリータンパク質の一つです。マクロファージに豊富に存在し、貪食作用の活性調節を担っている点はSIRPαと同じですが、CD47とは結合しません。

この研究グループは、以前にもマクロファージのSIRPαに結合する「環状ペプチド」を発見しています。

環状ペプチドとは、アミノ酸が数個から数十個程度、環状につながってできた物質です。一般的に、環状構造を持つ化合物は、生体内で安定していると考えられています。

まだ不明な点も多いのですが、マクロファージ上のＳＩＲＰβ1が抗がん効果の中心的な役割を担っていることが発見されたわけです。これにより、マクロファージの機能制御を利用した新たながん治療薬の開発へとつながることが期待されます。

なお、がんを治すためにマクロファージを培養して戻そうという話もあるのですが、いったん身体の外に取り出したマクロファージを戻すことには疑問が残ります。

たとえば、血液を1リットル取り出したとして、培養するのに約1週間かかります。一方で、人間の身体は不思議なもので、3日もすれば血液は元の量に戻っています。そこに培養液で培養したものを戻せば、「敵」だと見なされてしまいます。

身体の中で複製されたマクロファージは自分のものですが、外で複製したものを戻しても、それは100％自分のものとは言えません。マクロファージとは、親からもらったマクロファージをマクロファージが自ら複製するものであり、身体の外で培養したものに頼るのは薬に頼る他力本願と同じ発想です。

闘うマクロファージは、自らのうちで育てましょう。

コラム

ベテラン研究者による血液の観察

血液は大まかに血漿と血球に分けられると述べましたが、血漿は水・有機物・電解質の3つに分けられます。30年近く顕微鏡で血液を観察していると、この有機物の中の老廃物、脂質、糖質、タンパク質などが識別できるようになります。タンパク質からは「アルブミン」「グロブミン」「フィブリノーゲン」の3つを検出できます。

それで何がわかるのでしょうか？　アルブミンは主に肝臓でつくられるタンパク質で、その数値で血清中のタンパク質濃度がわかり、肝臓や腎臓の異常を調べられます。グロブリンは肝臓以外の骨髄などでもつくられ、数値が低ければ、肝臓に何らかの異常が起きているか、アルブミンが腎臓や腸管から漏れ出しています。フィブリノーゲンは血液が凝固する因子の一つで、値が低くなると出血しやすくなり、高くなると血栓ができやすくなります。

一般的な病院の採血検査ではこれらの数値が検出され、その値を基準に病気が診断されていくのですが、私は血液を見てそれを見分けることができます。

第5章

進化した「軽断食」のすすめ

――「ボーンマロー栄養法」を実践しましょう!

マクロファージの素晴らしさはわかったことと思います。
では、どうしたらマクロファージを活性化できるのでしょうか?
2章でもいくつか記しましたが、
ここでは「軽断食」を紹介します。
食生活に取り入れれば、
本当の意味の健康を引き寄せることができるはずです。

軽断食でマクロファージを活性化

現代日本には食べ物があり余り、多くの人が食べたいものを口にできます。「飽食の時代」はまだ続いていて、そのために肥満に悩む人がたくさんいるのです。数々の痩身法が巷に溢れ、ダイエット（痩せるための「食事制限」）のメソッドも数限りなくあります。

私が考案した軽断食「ボーンマロー（ボーンブロス）栄養法」もダイエットと言えばダイエットであり、結果として痩せる人も多いのですが、ここで私が目指すのはマクロファージの活性化です。

ベースになるのは、「マロー（骨髄）スープ」です。このスープを基本にして、身体に必要不可欠な栄養素を取り入れます。

この軽断食を実践すれば、免疫力が活性化し、体重ばかりか肌や手足の細胞にも変化が現れます。毒素の排泄もスムーズになります。認知症やもの忘れに悩む人も、「何だかこの頃、空が晴れたようにすっきりしている」と感じられるようになります。

また、「夏風邪」の予防にもなります。

夏風邪は「夏にかかる風邪」だと勘違いしているかもしれませんが、それは違います。夏風邪は梅雨から夏にかけて流行する「ウイルス感染症」の総称で、咽頭痛や発熱などの症状があります。

冬の風邪では鼻水や鼻づまり、咳が多く、発熱もありますが、夏風邪の熱は冬のそれよりも高いまま続くことが多いのです。

6月以降は三大夏風邪と呼ばれる「ヘルパンギーナ」「手足口病」「プール熱（咽頭結膜炎）」の感染がピークを迎え、主に子どもたちが発症します。

うだるような暑さの夏は、毎日軽い素麺、冷やし中華、冷やしうどん、ざる蕎麦などですませる人も多いことでしょう。でも、その食事では筋肉がつきにくいことを知ってください。胃の三つの筋肉（縦走筋・輪送筋・斜走筋）が弱り、腸の筋肉量が落ちて動かなくなり、食欲が落ちた結果、免疫力が下がり、夏風邪にかかりやすくなるのです。

私の考案した軽断食法は、マクロファージ（卵黄嚢発祥マクロファージ）を活性化させることで、全身の免疫細胞を活性化させ、さらに骨髄での造血幹細胞を活性化させます。それは、健康診断の結果にも、充実した心身の実感からもわかるでしょう。「全身の細胞が死ぬ気がせん！」と、あなたの感じ方・考え方のすべてが変わってくるはずです。

無理なダイエットや断食は禁物

体重を落としたい人も、やみくもに食事量を減らすダイエットは禁物です。免疫に関わる大切な栄養素の不足を招くからです。

たとえば、ビタミンDはウイルスを防いで自然免疫で大きな働きをする「デフェンシン」という抗菌ペプチドをつくります。ビタミンAは免疫細胞の成熟に必要です。ビタミンCが「ウイルス感染への防御能を高め、大量に投与すれば風邪が治る」ということをアメリカのライナス・ポーリング博士が発見したことは有名です。また、肉や魚、野菜などに含まれる鉄分は、うつ病などと関わる重要な栄養素です。

このような栄養素が不足すれば、マクロファージを含む白血球が機能不全になり、赤血球のヘム鉄が不足します。痩せることはできても、いつか後悔するでしょう。健康で長生きするどころか、あなたの老後は寝たきりとなるかもしれないと警告しておきます。

そのようなダイエットとは対照的に、私の考案した「軽断食法」は、身体に必要な栄養素を取り入れた上で、マクロファージ系の免疫群と赤血球群の働きを活性化させます。血液検査をすれば、その成果がわかるはずです。

世の中には「断食」によるダイエットもあります。「8時間ダイエット（16時間ダイエット）」も、その一つです。

これは1日の中で、食べる時間を8時間に限定する方法です。残りの16時間は何も食べません。たとえば、朝食を抜いて、12時から20時までの間にすべての食事を済ませ、後の時間は水分以外何も摂取しないというスケジュールです。食事をする時間としない時間を明確に分け、胃腸にかかる負担を減らすことで、身体に良い影響を与えようというものです。

けれども、このような形の断食はおすすめしません。かなり健康な若い人でないと、実行することは不可能だと言っていいでしょう。

強硬な断食は免疫群にダメージを与え、日々襲いかかってくる病原菌に増殖する隙を与えます。無理してやれば、どこかでツケとして病を発症する可能性が否定できません。

それに比べて、私の「軽断食法」は、あなた自身の健康状態を考慮しながら続けられます。食事をすべて絶つ断食とも、16時間も何も食べないような断食とも違って、ちゃんと3食、それも栄養素を摂取しながらの方法です。

ですから、薬を飲みすぎの人、お酒を飲みすぎの人、身体がだるい人、睡眠不足の人、後天的アトピーの人などでも無理なくできるのです。

「摂食中枢」と「満腹中枢」

気の合う人と食事をすれば食欲は旺盛になり、1人で寂しく食べると食欲は減退するものです。あるいは、「落ち込んだとき」「恋をしたとき」にも食欲はなくなります。こういう現象は、食欲の調節に「脳」が関与していることを示しています。

腸が「第2の脳」と呼ばれるようになったのは最近のことです。腸には神経細胞が約1億個もあり、これは脳の150億個に次いで多いです。腸と脳が神経線維でつながっていて、緊密に連携を取っていることから、こう呼ばれるようになったのです。

暑い夏に素麺や冷やし中華などだけを食べていては、筋肉はつきにくくなるものです。「お腹が減らない」「食べてもおいしくない」というとき、身体の中では「腸の筋肉量」が落ちています。「腸の筋肉が落ちて、腸が動かなくなるので、食欲が落ちる」というメカニズムがあるのです。高齢者の食欲不振も、そのメカニズムによって起きます。

腸の中で「筋肉が落ちる」という変化が起きると、脳の中では直ちに視床下部の中枢が働きはじめます。視床下部には「摂食中枢」と「満腹中枢」という2つの中枢があり、「お腹が空いた」「お腹がいっぱい」などの信号をキャッチして、食欲を調節しています。

胃が空っぽになって収縮し、お腹がグーと鳴ったら、摂食中枢が刺激を受けて働きはじめます。すると「食べたい」という食欲がわいてくるのです。

反対に、胃が食べ物で満たされて拡張し、食べ物が消化されて血液中のブドウ糖の濃度が最も高くなると、満腹中枢が刺激され、摂食を抑える方向に働きます。

これらのスイッチのON／OFFのもとになるのが「血糖値」です。血糖値が2つの中枢をコントロールしています。

また、脂肪細胞に脂肪が蓄積すると、「レプチン」というホルモンが分泌されます。レプチンは脳の視床下部にあるレプチン受容体に働きかけ、食欲を抑えます。それと同時に交感神経に作用して、エネルギー消費を促します。

このようにして、動物には食べる量を抑え、エネルギーの過剰な蓄積を防ぐことができるメカニズムがあるのです。

こうしたメカニズムの知識があれば、自分の胃や腸がどんな状態で、それが脳にどう働きかけているかを考えることができます。そうやって考えることで、正しいダイエットを選ぶこともできるでしょう。

高齢でも病気でもできる軽断食

私が考案した軽断食「ボーンマロー（ボーンブロス）栄養法」は、健康な人はもちろん、高齢者や病気のある人でも「いつでもできて、いつでもやめられる」方法です。

一般のダイエットと比べて苦しくなく、無理なくできるので、基礎疾患があるのに体重を落とさなければならない人にもおすすめですし、骨粗鬆症の改善や毒素排泄につながるので、便の量も増えます。がんの人でも腸内環境が良くなり、免疫群の活性化につながって、身体のホメオスタシス（恒常性）も上がってきます。これは、熱や酸／アルカリを調節する働きが活性化するからです。

この軽断食を実践することによって、マクロファージも赤血球も活性化します。潜んでいる病気が「治る」から「消滅する」へと変わっていくことになるでしょう。

悪玉コレステロールや中性脂肪が減るので、すでに薬のお世話になっている人の薬を少しでも減らすことができるでしょう。実行した人からは、「血液検査の数値が良くなって、主治医に褒められた」という声をよく聞きます。

免疫力が上がるばかりではありません。肥満の人も体重が6キロはすんなり自然に落ちます。「理想的に体重を減らすことができた」という声をよく聞きます。

肥満に悩んでいる人は、まずは1クール（後で説明します）をやってみて、開始前と軽断食後の体重を比較してみてください。平均的に3キロは減量できているはずです。もしできていなくても、次のクールにチャレンジしてみてください。その繰り返しで目標の体重に近づくことができます。

適正な体重になれば、歩いたり、階段の上り下りをするなどの動作が軽快になり、悩まされていた脂肪肝、コレステロール、中性脂肪などの数値も良くなることでしょう。変化を示す血液検査の数値は、「介護不要」となる健康長寿の切符です。

軽断食期間にお腹に入れられるのは、「梅粥」と「ボーンマロースープ」だけです。そう聞くと「お腹が空いて我慢できないかも」と心配するかもしれませんが、大丈夫です。このスープには脂質も多く含まれるので、それだけで空腹感を満たすことができます。

そうは言っても、梅粥とスープだけの食事をずっと続けるわけではありません。具体的なスケジュールは次項で説明しましょう。

「軽断食」のメニューとスケジュール

「ボーンマロー栄養法」では、５日間の「腹七分目の普通食」と５日間の「軽断食」を交互に続けます。10日間のセットを「１クール」として、３クール（30日間）行えば、必ず免疫力が上がります。

まず「軽断食」を行う５日間の期間は、「①お粥」「②梅」「③自家製ボーンマロースープ」だけで過ごします。

要は、糖質制限をしているのです。ボーンマロースープは固形食ではありませんが、日頃の食事よりも栄養価は高いと思ってください。

その次は、「腹七分目の普通食」を５日間です。何を食べてもいいのですが、腹七分目は守ってください。１日目の食事で胃袋が少し小さくなったような感じがしますが、２～５日目には、前と同じように胃袋を満たそうと食欲が増すでしょう。

次ページの「軽断食の方法」の中で、ボーンマロースープを「コーヒーカップ１～２杯分」（つくり方は136～139ページで解説）と書いていますが、年齢や身体の大きさで適量は変わります。飲める量を飲めばいいのです。

軽断食法の食べ方とスケジュール

●食べ方

朝食	おかゆ（1杯）＋ ボーンマロースープ（コーヒーカップ1〜2杯）
昼食	ボーンマロースープ（コーヒーカップ1〜2杯）
夕食	おかゆ（1杯）＋ ボーンマロースープ（コーヒーカップ1〜2杯）

●スケジュール

1クール

軽断食：月曜日・火曜日・水曜日・木曜日・金曜日＝5日間

普通食：土曜日・日曜日・月曜日・火曜日・水曜日＝5日間

2クール

軽断食：木曜日・金曜日・土曜日・日曜日・月曜日＝5日間

普通食：火曜日・水曜日・木曜日・金曜日・土曜日＝5日間

3クール

軽断食：日曜日・月曜日・火曜日・水曜日・木曜日＝5日間

普通食：金曜日・土曜日・日曜日・月曜日・火曜日＝5日間

1クール完了時点で体重は確実に下がり、便の出方が普通以上となり、肌にツヤが出ます。血液がとてもきれいになって、栄養素が細胞に行き届き、毒素の排泄が活発になるからです。この効果は、マクロファージが活性化したことによるものです。

ただ、普通食の生活に入ると、半数の方が食べすぎで元の体重に戻ります。けれども、引き続き「2クール」「3クール」「4クール」とチャレンジしていけば、胃袋は広がらず、大食いができなくなるようです。

5日間の軽断食ができない人は、2～4日間でもボーンマローの効果・効能を体験してください。また、どうしても我慢できない人は、白湯で辛抱しましょう。

「ボーンマロースープ」とは何か

さて、「ボーンマロー（ボーンブロス）栄養法」や「ボーンマロースープ」という言葉が出てきましたが、何のことかおわかりでしょうか？

「ボーン」は骨で、「マロー」は骨髄、「ブロス」は肉と野菜を煮込んでつくった煮汁のことになります。つまり、ボーンマロースープとは、肉や魚の骨と骨髄、そして野菜などを煮込んでつくった出汁《だし》のことです。

いわゆる「鶏ガラスープ」や「牛骨スープ」に近いのですが、骨の分量が肉の分量に比べて多いことが特徴です。また、鶏ガラスープや牛骨スープは塩や醤油などで味つけされるので、塩分が気になりますが、ボーンマロースープには塩分をほとんど加えません。素材の味を楽しむ出汁の状態で飲むことになります。

「ボーンマロースープ」や「ボーンブロススープ」が、アミノ酸、脂肪酸、ミネラル、ビタミンを豊富に含んでいること、特に腸内環境を改善することが知られるようになり、市販品も出てくるようになりました。

けれども残念ながら、市販のボーンマロースープの多くは、飲む価値がありません。価格を抑えるために、粗悪な材料を使っている可能性が高いからです。

手づくりなら最高品質、かつ最も安全な材料だけを使うことができます。ですから、手づくりすることをおすすめします。美味しいボーンマロースープをつくるには、時間がかかりますが、つくり方はとてもシンプルなので、料理の初心者にもおすすめです。

レシピは次項で記しますが、材料にも量にも厳密な決まりはありません。煮込み時間や水の量でスープの濃さは変わりますが、それもお好みでいいのです。基本のつくり方さえ守れば、後は家にあるものを自由に放り込むなど、アレンジできるでしょう。

ただし、ぜひ素材には気をつかってください。オーガニックの素材がおすすめです。

できればグラスフェッド（牧草だけで飼育された）の牛、鶏、豚、羊、七面鳥などの肉と骨を使ってください。劣悪な環境で育てられた家畜の体内には、人間以上にいろいろな重金属や化学物質が蓄積されている恐れがあります。

また、抗生物質を多く使われて育った動物の骨は、私たちの腸内細菌のバランスを乱すリスクがあります。

そして、こうした品質の良い肉と骨に、オーガニックで栽培された野菜、さらに新鮮なハーブなどを組み合わせるのがいいでしょう。

ボーンマロースープの材料とつくり方

次ページに材料の例を示しますが、豆類、ゴマ類、野菜類、茸類、芋類などは何でもよく、家にある余ったもので構いません。量も好みで入れてください。

基本の材料（水、骨）には目安の分量がありますが、煮込み時間や材料の量によって濃い／薄いなどの違いも出ます。「こうでなければならない」ということはないので、何度かつくっていきながら、好みの材料やバランスを編み出していってください。

スープとお粥のつくり方は、139ページをご覧ください。

ボーンマロースープの材料の例

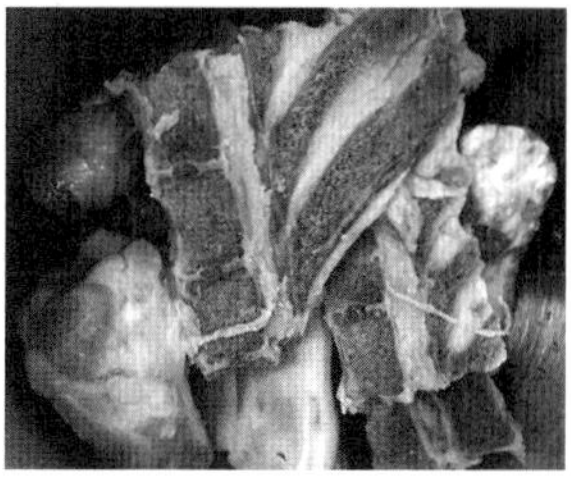

・牛骨、豚骨、鶏ガラなど …………約1kg
・玉ねぎ………… 1個
・ニンニク……1片～（お好みで増量）
・しょうが……適量
・セロリの葉、または白ネギの青い部分……2本分
・しいたけ……2～3個
・ニンジン……適量（切れ端で可）
・塩……………………小さじ1～2（鍋の大きさ、味の好みで調整）
・酢……………………大さじ1～2（鍋の大きさ、味の好みで調整）
・水……………………1.5～2ℓ（好みで適宜調整）
・昆布（出汁用）………一片

＊ハーブやスパイス、薬膳食材などを好みで追加してください。
八角（スターアニス）などは臭み消しになり、アクセントにもなります。

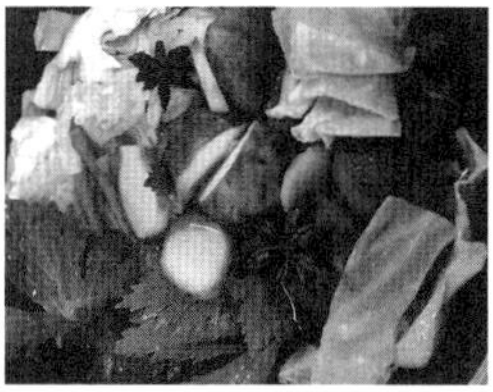

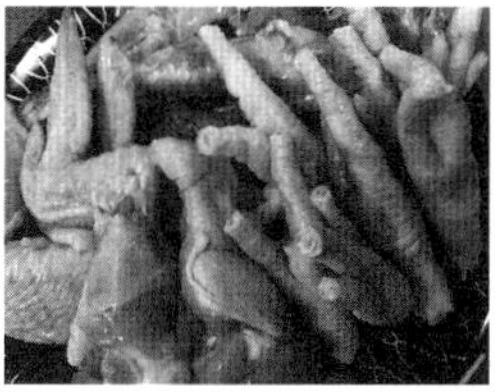

●昆布を加える意味

昆布はぜひ入れてほしい食材です。昆布は、カルシウム、鉄、ナトリウム、カリウム、ヨウ素などのミネラルが豊富です。また、昆布に含まれる天然多糖類の「アルギン酸」には、脂肪を吸収して塩分を効率よく体外に排出する効果があるので、高血圧や動脈硬化の予防にもなります。さらに、コレステロール値を下げて、胆汁酸の吸収も抑えます。

水溶性食物繊維（難消化性デキストリン）も豊富なので、整腸作用や便秘解消効果もあります。ブドウ糖の吸収を遅くし、食後血糖値の上昇も抑えるとされています。

褐藻類独自のカロチノイドであるフコキサンチン（茶褐色の色素成分）は、抗酸化力を強めて炎症物質を減らし、脂肪を燃焼させ、血糖値を下げる作用があります。

ヨウ素からつくられる甲状腺ホルモンは、交感神経を刺激して新陳代謝を活発にするため、減量や美肌、髪や爪の美しさを保つ効果が見込めます。

古くから海藻に慣れ親しんできた日本人には、海藻を消化できる腸内細菌があります。海藻を分解するときにできる「短鎖脂肪酸」は、脂肪をつきにくくする健康成分で、日本人の長寿に大きく貢献してきたと考えられています。

ボーンマロースープのつくり方

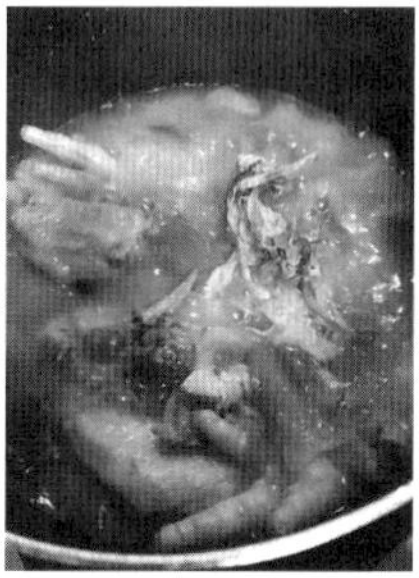

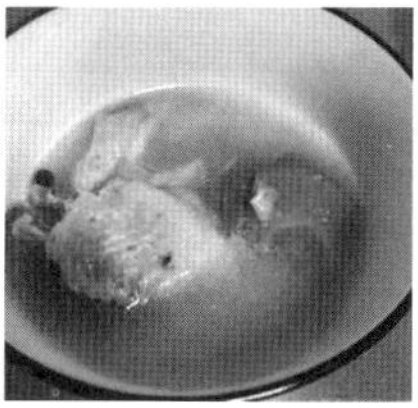

1 材料を大きな鍋に入れます。圧力鍋を使えば、時間を短縮できます。

2 加熱し、沸騰したら約2～3時間、根菜もふにゃふにゃになるまで煮込んでください。

灰汁《あく》はミネラルだから捨てません。気になるとしても、捨てるのは3割ぐらいに。

3 味を見ながら適宜、塩やスパイスなどを加えて完成です。

＊24時間以上煮込むと、さらに栄養価が増します。スープはずっと鍋に入れておき、1日1回、ちょっと水を足してまた火を通してと繰り返していくこともできます。ラーメン屋さんのスープのような感覚です。

お粥のつくり方

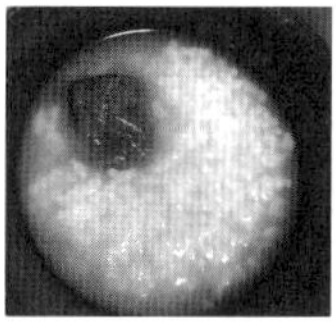

1 米½合（約90g）を研ぎ、水600～900ccと一緒に鍋に入れ、中火にかけます。

2 好みで水の量を増減してください。柔らかくしたければ、1：10まで増やせます。

3 沸騰したら蓋をして、弱火で30～40分火にかけます。

4 好みの硬さになったら火を止め、梅干しを添えて完成です。

「骨髄」には豊富な栄養素がたっぷり

骨（ボーン）はほとんどがカルシウムだと思われていますが、実は薄いカルシウムのパイプに「骨髄」が詰まっているもので、成分は肉とほとんど変わりません。そればかりか、身体に必要なリン脂質、リン蛋白、コラーゲン、コンドロイチン、各種アミノ酸、ビタミンA、ビタミンB1、ビタミンB2なども豊富に含まれています。

そして骨に詰まった骨髄（マロー）には、血液のもと（造血幹細胞）があります。血液細胞の材料となるタンパク質、ビタミン類、ミネラル類、脂肪酸、酵素が集められているので、骨髄は最も栄養の濃度が高い部位の一つなのです。

また、骨髄は、脳の栄養素でもあります。

脳の構成成分は、水分を除くと7割は脂質、3割はタンパク質です。タンパク質の割合は他の身体の部位と比べてかなり少ないので、脳の成分の特徴は「脂質に富んでいる」ことだと言えるでしょう。

脳の脂質は皮下脂肪と違って、細胞や神経組織の内部にまで入り込んでいます。皮下脂肪は飽和脂肪酸と呼ばれていて、体内でつくることができますが、脳の成分の脂質は不飽和脂肪酸と呼ばれていて、体内でつくることができません。そのため、体外から摂り入れなければならないのです。

ボーンマロースープには骨髄のエキスがしっかり溶け出しているので、健康な身体のもとになる栄養素をバランス良く摂取できるでしょう。余談ですが、ユダヤ人の間では鶏肉の煮汁で風邪を癒す風習があるそうです。

ところで、タンパク質なら骨でなく、肉で摂れると思っていませんか？　タンパク質は、消化の過程でアミノ酸分子に分解されることで、栄養として吸収されます。ところが、肉を食べることでタンパク質を摂ろうとすると、消化にものすごくエネルギーを使う上に、分子量が大きいために実は必要な成分が吸収できていないことがあります。

長時間煮込んだボーンマロースープには、肉にはない骨髄の中にあるアミノ酸、コラーゲン、カルシウムなどといった、細胞の修復や健康、美容に必要な成分が溶け出していて、吸収しやすいのです（次ページに示した「その他の主な栄養素」も参照してください）。

東洋医学に同物同治《どうぶつどうち》という考え方があります。肝臓が悪ければ家畜のレバーを、心臓が悪ければハツを食べる。要は同じ部位を食して治すという食餌療法ですが、「ボーンマロー栄養法」はこの発想にも通じます。

ボーンマロースープに含まれるその他の主な栄養素

グルコサミン

アミノ糖と呼ばれ、軟骨や結合組織に広く分布しています。関節痛を和らげるとされ、そうしたサプリメントの広告をテレビやチラシでよく見かけますが、サプリを買わなくてもボーンマロースープを日常的に飲むことで摂取できます。

グリコサミノグリカン（GAG）

細胞外マトリックス（すべての組織と臓器にある非細胞性の成分）の主要成分です。骨と筋線維の隙間を埋めて、結合組織を維持します。腸壁にやさしく、消化を助ける作用もあります。

ヒアルロン酸

グリコサミノグリカンの一種です。皮膚に存在する成分で、柔軟性や弾力性を支え、肌のキメを整えます。そのため、美容液の成分としてもよく使われています。

コンドロイチン硫酸

グリコサミノグリカンの一種で、あらゆる動物の関節の軟骨のもととなっています。よくグルコサミンと一緒に利用されますが、関節のみならず、心臓の血管、皮膚や骨の健康維持にも有効で、あらゆる炎症反応を抑制します。

コラーゲン

人間の身体をつくり上げているタンパク質の最も大きな構成要素です。細胞をつなぎ合わせ、消化器官の壁を保護します。関節軟骨の構築に重要な役割を果たし、骨の動きをなめらかにします。腸壁の炎症を抑えて修復するので、胃腸が弱ったときの療養食にも用いられます。

ミネラル

カルシウムやマグネシウムなどのミネラルは、骨の生成、増強、修復の役割を担っています。ボーンマロースープに含まれる量は特に多くはないのですが、消化の際に吸収されやすいため、効率的な骨の生成、増強、修復につながると考えられます。

ボーンマローは細胞にどう働きかけるか

①造血管細胞の活性化

ボーンマロースープに染み出た骨髄エキスは、造血幹細胞の活性化を促します。まず自然免疫のマクロファージ、顆粒球（好中球、好酸球、好塩基球）、NK細胞を活性化させ、次に樹状細胞を通じて獲得免疫のヘルパーT細胞、キラーT細胞、B細胞が活性化します。24ページに、カラーでこうした活性化の連鎖の図も掲載しているので、そちらも参照してみてください。

それだけではありません。結果として、次のような効能も期待できます。

- 健康な臓器を維持し、傷んだ細胞を修復する
- 細胞外マトリックス（全組織・全臓器に存在する非細胞性の構成成分）の浄化を促す
- 細胞を活性化して若返らせる
- 骨、関節、皮膚、髪などを維持するコラーゲンを補う

・食べ物の消化吸収を補う
・腸を癒し、腸内細菌叢を健康にして、太りにくい身体にする
・免疫機能を高め、化学物質を解毒する機能を促進する
・抗炎症作用を促す

②細胞膜の主成分「リン脂質」の働き

ボーンマロースープには、細胞膜を強くする効果が期待できます。

3章で脳の神経線維が「リン脂質」で覆われていて、それが傷つくと認知症の原因になることは述べました。リン脂質は細胞膜の主成分なのですが、これが骨髄には豊富に含まれているのです。

リン脂質は他の脂質と異なり、エネルギー源になるだけでなく、体内でさまざまな働きをしています。体内で脂肪が運搬・貯蔵されるときにタンパク質と結びつける役割も担い、情報伝達にも関わります。

リン脂質は体内のあらゆる細胞の膜に含まれていて、生理機能を担い、神経伝達物質のアセチルコリンをつくるのにも必要とされます。学習や記憶、睡眠、脂質の代謝にも関わってい

て、肝臓を保護する働きもあります。

リン脂質が不足すると、細胞膜の正常な働きを保てなくなり、血管にコレステロールがたまるなど、動脈硬化や糖尿病といった生活習慣病につながります。

マロー（骨髄）に豊富に含まれるリン脂質は、細胞膜の主成分であることをぜひ覚えておいてください。

③抗炎症作用

ボーンマローの「抗炎症作用」にも注目です。

今世紀最大の科学的発見の一つは、「肥満の根底に炎症がある」ことでした。

炎症とは「身体を守るために白血球が闘うこと」で、熱をもって赤く腫れたり痛んだりします。そして、この炎症には、「急性炎症」と「慢性炎症」があります。

「急性炎症」は風邪やインフルエンザによる突発的な炎症などで、だいたい無害です。このタイプの炎症は、身体が感染源と闘い、組織を修復するのを助けてくれます。

これに対して、軽度の「慢性炎症」は細胞を傷つけ、体重の増加につながる生化学的な変化を引き起こします。脂肪細胞は炎症性なので、炎症が体重増加を引き起こし、それがさらなる炎症を引き起こすという悪循環が起きます。さらに、これがインスリン抵抗性や代謝機能の変化を招き、体重増加と炎症に拍車をかけるのです。炎症を悪化させるものはすべて体重を増やし、炎症を和らげるものはすべて体重を減らすということです。

ですから、ボーンマローに凝縮されている栄養素で炎症を和らげ、この悪循環を断ち切れば、体重は減りはじめるし、乾燥して荒れた肌やニキビも治ると言われています。

したがって、ボーンマローはダイエットに効果的なのです。

マクロファージを活性化させる栄養素

栄養素では「リポポリサッカライド（LPS：糖脂質）」と「ビタミンD」がマクロファージを活性化すると言われます。

LPSは「免疫ビタミン」とも呼ばれる、大腸菌やサルモネラ菌などの細胞壁を構成する成分です。食材では、玄米、蕎麦、海藻類（メカブ、昆布、海苔など）、きのこ類（シイタケ、ヒラタケなど）、種子類（ゴマ、クルミ、クルミなど）、野菜類（ほうれん草、ゴーヤーなど）、根菜類（レンコン、ニンジンなど）に含まれています。

ビタミンDは、乾燥きくらげ、にしん、サンマ、しらす干し、紅鮭などに含まれていますが、日光を浴びることで、体内でコレステロールから合成されます。

私が特におすすめする野菜は、ケール、小松菜、ほうれん草、オカワカメ（別名・雲南百薬／和名・アカザカズラ）です。

ケールはぜひ生で摂ってください。小松菜はアクが少ないので、下茹での必要がありません。油やタンパク質と一緒に食べるとカルシウムの吸収率が高まります。

私のおすすめレシピがあります。フライパンにオリーブオイルを敷いて小松菜1束を炒め、細かく切ったニンニクを小さじ1杯パラパラと入れます。ポン酢を小さじ2杯入れればでき上がりです。

オリーブオイルの主成分であるオレイン酸には、悪玉コレステロールを減らし、善玉コレステロールを減少させない働きが期待できます。悪玉コレステロールを減らすことは、マクロファージの威力を増大させることになります。

オカワカメは、主成分としてマグネシウム、銅、カルシウム、亜鉛と健康維持に欠かせない必須ミネラルを多く含み、ビタミンA（β-カロテン）、葉酸も豊富に含んでおり、百薬の名に恥じない健康野菜です。ベランダでも容易に栽培できますので、ぜひチャレンジしてみてください。

基本はオーガニックの食材を使う

ボーンマロースープでも、普通の食事でも、できる限りGM（遺伝子組換え）作物を避け、オーガニックの食材を使うといいでしょう。

豆腐などで「遺伝子組換え大豆を使っていません」などの表示をよく見かけますよね。遺伝子組換え問題が取り沙汰される根底には、食べることでどのような影響があるのかわからないという不安があります。

1996年以来、毎年多くのGM作物が日本へ輸入されています。

2021年5月現在、日本で食品として安全性が確認され、使用が認められているGM作物は8種類325品種。GM作物が多く使われている食品は、コーン油、ダイズ油、ナタネ油、綿実油などの食用油、醤油、コーンスターチ、コーンシロップなどです。家畜の飼料にもよく使われ、GM作物製品はかなりの量が日本に流れ込んでいます。

ところで、「オーガニック」とは何でしょうか？　日本オーガニック&ナチュラルフーズ協会は、「オーガニックは、有機と同じ意味です。農薬や化学肥料に頼らず、太陽・水・土地・そこに生物など自然の恵みを生かした農林水産業や加工方法をさします」と定義しています。

オーガニックが広まれば、人や動植物、微生物など、すべての生命にとって健全な自然環境が実現するでしょう

日本では、牛・豚・鶏の別なく「有機畜産」が進んでいません。有機畜産とは、有機栽培された飼料を与え、密飼いなどのストレスを与えずに飼育された畜産です。残念ながら、日本ではほとんど進んでいないのですが、最大の原因は飼料を輸入に頼っていることです。

もしそうなら、「日本でオーガニックの飼料を栽培すればいいのでは？」ということになりますよね。耕作放棄地は全国にたくさんあるのだから、そこでオーガニックのエサを栽培すればいいと考えるかもしれませんが、人手不足でそれもなかなか進まないのです。

２０１１年度に始まった農業者戸別所得補償制度でも飼料イネの栽培などを奨励していますが、輸入飼料のほうが安いため、なかなか買い手がつかないと聞きます。17年からは、農産物などで同等の水準にあると認められた国で認証を受けた有機飼料も、有機ＪＡＳ畜産物の餌として使用できるようになりましたが、有機畜産物の認証事業者の数は少ないままです。

取り組むべき問題は他にもありますが、オーガニック専門料理店が増えれば、地域農家の活性が安定するのではないかと私は考えています。

イチ推しのオーガニックレストラン

この章の最後に、私の友人である田中嘉明氏がシェフ兼経営者をしているイタリアンレストランの話をさせてください。

『カメリーノ』は、兵庫県は甲子園近くの今津山中町にあり、15名くらいしか入れないオーガニック専門料理店です。店の正面はいかにも「オーガニック」を思わせる雰囲気で、玄関では靴を脱ぎます。

テーブルに案内されてしばらくすると、田中シェフがその日に入荷したオーガニックの肉や野菜の説明をしてくれます。

「産地はどこか」「どのように栽培したのか」などです。車でなければ、お酒やワインもいただけます。

食材は、肉や卵、海鮮にいたるまで「飼育段階で抗生物質の使用を避けて、飼料はNON-GM作物です。野菜はすべて、イネのワラ（稲穂を取った残りの茎）や木の皮、草、家畜の糞尿などを充分に腐らせて栄養分を豊かにした堆肥で育てられています。

堆肥ができるときに腐らせる手伝いをした「微生物」は、そのまま堆肥の中に栄養分として残ります。その堆肥を土に撒けば、土の中でゆっくり「微生物」に分解されて養分になるだけでなく、土の粒をつくり、隙間ができて、土の性質が改良されるので、良い野菜ができるそうです（栄養分の高い堆肥を入れすぎると、土の中に余計な養分がたまって良くないらしいのですが……）。

これが抗生物質入りの飼料で育った牛や豚だと、その糞にも抗生物質が含まれているので、堆肥の意味が薄れてしまうのです。また、ＧＭ作物の飼料で育った食材が人の体内に入ると、アレルギーを引き起こしたり、後天的がんの因子ができやすい体質になったりします。それを阻止、または改善、あるいは妊婦さんのツワリを軽減させることにもつながるという「医療メニュー」もカメリーノにはあります。

私は彼にこうお願いしました。「この店が日本全国に10店舗、いや１０００店舗できれば、健康増進の推進にも、農林水産省の目指すＧＡＰ（農業生産工程管理）の農業推進にもつながります。難病阻止の未来型オーガニック専門料理店を経営する店長さんを募ることを希望します。私は応援を惜しみません」と。

健康長寿社会の達成のために、このような店が普及することを切に願っています。

コラム

江戸時代の人々の免疫力

「一日三食」が日本に定着したのは元禄期（１６８８〜１７０４年）以降です。それまでは「一日二食」でした。産業の生産性が高まり、流通が盛んになったこと、明暦の大火後に各地から集まった大工や左官などの胃袋を満たすために屋台や飯屋ができたこと、照明用の菜種油が出回り、起床時間が長くなったことなど、食の回数が増えた背景には諸説あります。

一方、江戸時代には痘瘡《とうそう》、疱瘡《ほうそう》、天然痘、麻疹、風邪、インフルエンザなどが折々に流行し、短期間に大勢が死にました。特に天然痘が幼い命を奪い、平均寿命を引き下げました。ウイルス性はしかが13回も大流行し、江戸後期にはコレラで24万人も亡くなったとか。

その背景には医術や薬の未発達ばかりでなく、栄養不足もありました。体力のない子どもは感染症に弱いので、10歳までの子の4割が亡くなったと言われます。当時は今のように高カロリー、高タンパクの食事ではありません。ビタミン不足も大きな感染病にかかる原因です。つまり、江戸時代の人々は免疫力が弱かったのです。

第6章

歴史が証明する「天生理論」

——連綿と続く私たちの命に思いを馳せましょう!

ここでは私の描く未来像を示します。
まだ仮説に過ぎないこともありますが、
仮説がやがて定説に変わることが多いのは
歴史が証明しています。
「天生」とは私が考えた言葉で「宇宙に生まれること」。
私は、人間は何度も生まれ変わり、
そのたびに能力が高まると信じます。

細胞には人の願いを叶える力がある

細胞生理学学会誌をはじめ、多くの文献には「ヒトの細胞数は60兆個」と書かれています。その根拠は、日本人の健康平均体重が60kgということに基づいています（厚生労働省調べによれば、令和元年の平均体重は男性62・7kg、女性50・8kgです）。

ただし、私の素朴な考えに過ぎませんが、人によって細胞数は違い、細胞分裂の速度も違うでしょう。同じ人間でも、幼年期・思春期・青年期・壮年期・老年期で体重は一定していないからです。病気になる細胞や死滅する細胞も人によって違うわけですから、細胞の数がみんな同じではないことは理解できるでしょう。

人間が持っている一番大きな細胞は、「骨格筋細胞」（直径20〜100㎛×長さ数センチ）です。そして最も長いのは、「脊髄に延びる神経細胞」（長さが数十センチメートルのものもある）です。

逆に、小さいものには「血小板」があり、直径が2〜4㎛程度です。このほかにもたくさんある細胞でつくられている人体世界は、まるで宇宙そのものです。

60兆個というのは、生半可な数ではありません。仮に人体をバラバラにして、顕微鏡を覗きながら細胞を1つ1つ数えていくとしましょう。1秒に3個のペースで、不眠不休で数え続けたとしても、何十万年もかかるでしょう。

私は「健康なときの体重」と「細胞の数」が等しいほど、マクロファージに恵まれると思っています。人間の細胞数とエネルギーの出力は比例すると考えているからです。

この細胞に、人の「願い」を叶える力があることをご存じでしょうか？

細胞はあなたとともに生きています。朝、鏡を見て「今日もきれいね」と言い、少し痛いところに手を当てて「頑張ろうね」とつぶやく。このように細胞に語りかけていれば、細胞はあなたを見捨てません。植木鉢の花に水をやりながら語りかければ、より美しく咲いてくれるのと同じです。

日頃から「生きるのは80歳で充分」と言っている人がいました。いよいよ80歳の誕生日を迎えたその日の朝の出来事です。息子、娘、孫たちからお祝いをもらい、食事をするために気分よく外出し、電車に乗るために階段を上りきった直後、「ああ～」と叫びながらプラットホームから転落して、帰らぬ人となりました。そのとき、その人の細胞も停止したのです。「細胞はその人の希望を叶えてくれる」という実話です。

人間は電子の塊である

人間は肉の塊のようなものだと思っている人もいるでしょう。けれども、科学的・解剖学的に突き詰めれば、人間は宇宙の「電子」で構成されています。

身体を構成している主な物質の割合は、酸素65・0%、炭素18・0%、水素10・0%、窒素3・0%、カルシウム1・5%、リン1・0%、少量元素0・9%、微量元素0・6%です（『元素がわかる事典』宮村一夫監修／PHP研究所）。

酸素も炭素も「原子」ですが、原子はプラスの性質の原子核とマイナスの性質の電子でできているので、人間のすべては電子で構成されているわけです。あなたの平均60兆個の細胞は、電子の塊なのです。

人が死ぬと、窯の中に入って、900℃以上で焼かれることになります。そのとき人を構成していた電子の塊が高熱で飛び散るのですが、それはまるで夏の夜空の花火が地上を明るく照らすように散っていきます。火葬場の煙突から立ち上る煙が見えますが、この煙を特殊カメラで撮影すると、電子エネルギーが「千の風に乗って」飛んでいくさまが見えるでしょう。

原子の中で、電子は原子核の周りをそれぞれ異なった距離で回っています。距離が大きいほど、その電子のエネルギーは大きくなります。

皆さんは、病気で長く薬を飲んできた人のエネルギーと、薬を飲まずにピンピンコロリの人のエネルギーは、死んだときに同じだと思いますか？　おそらく、ピンピンコロリの人のほうが高いと思うでしょう。私もそう思います。煙突から出てくる煙の量も違っていて、煙が多いほど電子エネルギー量が大きいと言えます。

身体が焼かれるときの想像を絶する現象は、マクロファージを活性化させ、「死ぬ気がせん！」という生き方をした健康意識の高い人に与えられたご褒美なのかもしれません。

土葬でも同じことが起こります。土葬のお墓に火の玉が出るというのは、リンが燃えているためです。死ぬと腐敗が始まりますが、木にも土にもエネルギーがあるので、人間の命は土に浄化されて電子が上がっていくのです。

煙として散った電子は、宇宙遊泳をして、新しい命となって再びこの世に生を受けます。次の父母の元への旅立ちです。死んでも来生が待っています。電子の塊である人間は、宇宙がある限り必ず生まれ変わります。この考えを、私は「天生理論」と呼んでいます。

あなたにも前生があり、現在のご両親と縁があって今の生に生まれ変わったのです。

「死んだら終わり」ではない

3つの幼子でも祖父や祖母の死を目の当たりにすれば、本能的に恐ろしさを感じます。

祖父母が亡くなったとき、父母の悲しみは言葉にできないほどでした。私の胸も痛かったことを今でも忘れません。学校に行くようになれば知識も深まり、死について考え悩むようになりましたが、「死んだら終わり」という言葉はとても残酷に脳裏に染みつきました。けれども、死んだら終わりではありません。誰もが前生・現生・来生という次元を生きています。

小さい頃、祖父母から「悪いことをすれば、閻魔様の罰が当たって地獄で舌を抜かれるよ」と聞かされていました。仏教では人が死んでから「四十九日」までの間は7日ごとに閻魔様の裁きを受け、49日目には極楽浄土に行けるかどうかの最後の審判を受けるとか。そのため7日ごとに故人を偲んで、故人が極楽浄土に行けるように冥福を祈ります。そして四十九日には盛大な法要を行い、供養をする習わしです。極楽浄土は十万億土の西方にあり、阿弥陀如来がいるとされています。

祖父が亡くなったとき、私は祖母に質問しました。「お爺ちゃんは死んだらどうなる?」。すると祖母は「西方の極楽浄土へ行った」と教えてくれました。私は姉が使っていた地球儀を西へ西へと回していきました。すると……、また東の国日本に戻ってくるではありませんか。西方に極楽浄土はなかったのです。

仏教にはまた、「輪廻転生」という生まれ変わりの思想もあります。サンスクリット語のサンサーラに由来する語で、命あるものが何度も生まれ変わるという考えです。

私は、人間は死んだら終わりではなく、何度でも生まれ変わる存在だと思っています。「死んだら終わり」と言い聞かされてきたことが「教養」となっている人には、この話は受け入れがたいかもしれません。けれども私たちは、前生・現生・来生にわたって生きるのです。「死んだら終わり」という小さなわだかまりで、人生の心の置き場や見えない未来を悲しんで生きてはいけません。

死んだら終わりではありません。現生で身につけた教養はあくまでもそのときの教養ですが、教養は日ごとに成長します。そして、この世は少しずつ良くなっています。

来生が現生よりも裕福になるように生きていきましょう。私はそう考えるほうが、とても建設的だと思います。

細胞は繰り返し生まれてくる

私たちの身体の中で細胞は絶えずつくられ、絶えず壊され、一定の数に保たれています。たとえば、皮膚にできる垢は角化細胞と呼ばれる細胞が死んだものですが、その代わりに皮膚では新しい細胞がいつもつくられています。爪が伸びるのは根元で爪ができるからで、髪が伸びるのは毛根で髪ができるからです。

小腸粘膜の上皮細胞は絶えず生まれ、数日で死んでいきます。身体の中の細胞は神経細胞でさえ寿命があり、寿命が来ると死に絶え、常に新しい細胞と置き換わっています。これを細胞の「ターンオーバー（代謝回転）」と言います。

難しい話かもしれませんが、生物学におけるターンオーバーとは、生物を構成している細胞や組織が分子のレベルで合成・分解を繰り返すこと、また、新旧の分子が入れ替わりつつバランスを保つ動的平衡状態のことです。

この細胞の入れ替わりがダラダラしている人もいれば、活発な人もいます。活発な人は70歳や80歳であっても「死ぬ気がせん！」と思うわけですが、それはその人の身体の中に、その人の想いを叶えてくれている細胞群がいるからです。

「気持ちは細胞を若くする」というのは正しいと思います。不思議なことに、こういう人は姿や形、考え方までが若く、本当に10歳も20歳も若く見えるのです。

前章で紹介した軽断食法を実行すれば、卵黄囊発祥のマクロファージが活性化し、プラス思考が脳のミクログリアに伝達されて、全身の免疫細胞も活性化され、骨髄での造血幹細胞も活性化されるために、全身が若々しくなります。

たとえ朽ちて見えても、細胞は繰り返し生まれてきます。そして人間の細胞がターンオーバーするように、塵であろうと、大海の一滴であろうと、消えることはありません。消えて見えても、どこかに存在しています。宇宙に存在するエネルギー世界と、ヒト細胞に包まれたエネルギー世界は等しいのです。

人間は小宇宙そのものです。宇宙は壊れることも消えることもありません。地球上で起きている災害や反乱は、体内でも起きています。星が爆発して消滅するのは、ちょうど私たちが台風や豪雨などの災害に見舞われるような、私たちの五臓六腑の病気と同じようなものです。

けれども、災害で古い橋や道路が破壊されても新しくつくり変えられるように、私たちの老化した細胞も生まれ変わって新しい細胞となるのです。

輪廻転生は「天生理論」の基礎となる

昨日まで輝いていた星が爆発して目の前から消えてしまうのは、星の「死」のように思えるでしょう。爆発した星は木っ端微塵になるので、まさに死に見えます。

でも、その爆発が起きたのは、何百年も前かもしれません。あるいは、数万年前かもしれません。宇宙は果てしなく広く、私たちは、そうした遙かなる過去に起きたことを今見ているに過ぎません。

そして、長い年月のうちに、その星は生まれ変わるのです。星というのは、宇宙に死に、宇宙に新星として生まれ変わってきます。

人間も星と同じです。宇宙に死んで宇宙に生まれてきます。宇宙は無駄のない動植物の生命を育みます。

人の命が宇宙に生まれ変わること、これこそが「天生」です。「天生」の天は宇宙、「生」は今生きている私たち。私たちは前生から現生、そして来生まで「天生」に生かされ続けます。決して死んだら終わりではなく、私たちは宇宙とともに生き続けます。

マクロファージの研究をしている先生が、ある学会で「このマクロファージはもう700回くらい生まれ変わっているな」と発言しました。みんなが立ち上がり、拍手が鳴りやみませんでした。

人間は輪廻転生を繰り返していると主張する宗教は正しいと私は思っています。

仏教が説く「輪廻転生」では、命あるものは何度も転生し、人だけでなく動物なども含めた生類《しょうるい》として生まれ変わるとされています。輪を廻すと元に戻る車輪の軌跡にたとえられるのですが、これは地球上の生命理論です。この輪廻転生論は、未来に認められるであろう「天生理論」の基礎となるものです。

私の天生理論は、輪廻転生を基礎とした宇宙論・生命誕生理論です。

輪廻転生論で人間が動物に生まれ変わることがありますが、天生理論では人は人として、牛は牛として、馬は馬として、植物は植物として生まれ変わります。

大宇宙であれ小宇宙であれ、星は星として生まれ変わります。部分的な公式や法則で、すべての宇宙やすべての生命を解き明かすことはできません。ニュートンの法則やアインシュタインの相対性理論も、部分的な学問に過ぎません。宇宙がたくさんあるのなら、それぞれの宇宙で万有引力定数や相対性理論は異なっている可能性があります。すべての宇宙に適用できる普遍的な法則はほとんどないのです。

生まれ変わりは一度きりではない

死で一番悲しいのは、この世の記憶が消えてしまうことです。でも電子は残っています。これが私の「天生理論」です。

すべての宇宙も含めて、私は来生が存在すると信じています。今持っている知識は死によって消えてしまうかもしれませんが、深い知識を持っていれば、生まれ変わったときに何十倍もの知識を持った状態で来生に出現できます。この生死の繰り返しがあるために、文明の進歩があるのです。

さまざまな命の杖とも言える知識を身につけた人は、来生では現生の知識を超えて「賢者」として生まれ変わるでしょう。

私は世の中が未来に向かうたびに、文明は進歩すると思っています。現在の科学文明の成長は過去があるからであり、現在の科学文明は来生の礎となるのです。

生まれ変わりがあるので、文化の進歩もあるのです。知識のある人が生まれ変われば、前生の知識を生かして、より優れた科学文明をつくっていきます。社会が進歩し続ければ、災いの元凶は減ることになるでしょう。それは生まれ変わりによって、人の理性や知性が前生から現生、来生へと成長し続けるからです。

ただし、地球は地球として生まれ、金星や木星に生まれ変わることはありません。人は人として生まれ、牛や馬に生まれ変わることはありません。

ただ、早く生まれ変わるか、少し遅く生まれ変わるかは、現生の生き方に影響されるかもしれません。元気で長生きした人は、生まれ変わりも早いはずです。不健康で早死にした人は、生まれ変わりが遅いと思います。

宇宙の探索はまだ始まったばかり。ロケットには数人しか乗れません。未来には数千人が搭乗できる乗り物が開発されることでしょう。いいえ、人間は自分の電子を利用して、数光年先の地球と行き来できるようになるはずです。そうなれば、「死んだら終わりではない」という天生理論も証明されるでしょう。

健康長寿をまっとうした人は、生まれ変わりは早いでしょう。長寿の要であるマクロファージを活性させる軽断食法で「死ぬ気がせん！」と言える身体を手に入れた皆様は、700回でも1000回でも見事に生まれ変わることができるでしょう。

そのとき、自分自身の存在が天生であり、繰り返し授かったものであることを確信できるはずです。

生命の必然を支えるマクロファージ

私たちが前生から現生へ、そして来生へと生まれ変わるのは必然です。それを明らかにしていくために、まずは私たちの誕生の話から進めましょう。

母胎の卵巣の中には、生まれる前には約700万個の卵子があるのに、生まれるときには約200万個に減っています。生まれた女の子が思春期になり、初潮を迎えた時点での卵子は約20万～30万個です、その後、毎月数百から千個の卵子が失われていきます。

それでも驚くほど多くの卵子があるわけですが、妊娠のために最終的に排卵される卵子は1個です。残りは途中で発育が止まり、消えてしまいます。あなたが生まれたということは、あなたが卵子として消失することなく、精子との出合いを待つことができたからです。

排卵された1個の卵子は、約2億個もある父親の精子のうちの1個と出合います。1個の精子が卵子の中に入ると、卵子は受精卵となります。出合った瞬間からマクロファージに守られ、誘導されて子宮に着床し、「天生」の道のりを歩み出すことになります。

受精卵として存在している時期は、男性の遺伝子情報が詰まった袋と、女性の遺伝子情報が詰まった袋、合計2個の袋が受精卵の中に見えます。

そして、細胞分裂が起こると、1個の細胞が半分の大きさの2個の細胞になります。次の細胞分裂で、2個の細胞から半分の大きさの4個の細胞になります。その後、細胞は8個、16個、32個、64個と増えていきそうですが、実際には8個〜16個ぐらいで細胞同士が溶け合い、まるで1個の細胞のようになります。

そうして母親の胎内で五臓六腑がつくられていきます。その過程で、不要な異型細胞をマクロファージが処理してくれます。

その過程でも、自然消滅が起こりえます。ですが、あなたはちゃんと生まれてきて、今ここに生きています。父親の精子と母親の卵子の出合いこそ「天生の理」。ですから、あなたがあなたであることは偶然ではなく、必然なのです。

私が少年の頃、母に理屈を言うと、「そんな理屈を親に向かっていうものではありません！そんな不良少年だとわかっていたら産んでいなかったわ！」と言われました。そのとき、「母が産んでくれなかったら、今の自分はいない」と気づきました。そして、それを機に2度と母に口答えをしなくなったのです。

すでに両親を亡くし、世帯を持ち、子どもができて成長した今、この歳にして親の愛情に思いを馳せると目頭が熱くなります。

先祖は私たちの中に存在している

誰でも、両親がいなければ、今の自分はいません。

それと同じように、身体の中にマクロファージが存在しなければ、私たちは1年も生きていけないでしょう。いや3日も生きていけないはずです。

マクロファージは誰にでも備わっています。父母から受け継いでいます。胎内にいるときには生命誕生に深く関わる「母体マクロファージ」に守られ、誕生した後は、自身の中の未熟な「原始マクロファージ」が卵黄嚢に初発する「胎生マクロファージ」へと成熟していくことになります。

このときに、先祖からの贈り物を引き継ぐのです。それ以降、赤ちゃんは自分のマクロファージを使って成長していきます。一生、各器官がエラーを起こさないように、自分のマクロファージに守られて生きることになります。

マクロファージこそが先祖です。血液を見ると、「これが先祖だ」とわかります。先祖は仏壇にはいません。墓にもいません。私たちの身体の中に棲みついて生きています。自然免疫は、先祖代々譲り受けてきたものなのです。

もし、あなたの先祖が自分のマクロファージを活性化させるような人生を送っていなかったとすると、きっとその結果があなたの体内にも残っているはずです。そうであれば、なおさら現生のあなたはここでもう一度、自己免疫マクロファージを活性化させる方法を知る必要があるでしょう。

仏教で言う「生死一如《しょうじいちにょ》」とは、「生きる」ことと「死ぬ」ことは紙の表と裏のように切り離せない関係（一如）だということです。

私たちは突然に、そして偶然にこの世に生まれ落ちたわけではありません。祖先が代々タスキを受け継いできた結果として、生まれてきました。タスキとは、60兆個の細胞すべての核に収納されている遺伝子情報です。親から譲り受けた遺伝子情報は、あなたから子へ、そして孫へと伝えられていきます。

あなたは、ご自分の身体の中に、祖先の意志を感じることができますか？

そして、あなたもまた誰かの先祖になるのです。自分の中にあるマクロファージを活性化させることは、あなたの来生のためであると同時に、子・孫・子孫のためにもなるということを忘れてはいけません。

「天生理論」で徳を生かす

「徳」は生きているときも生まれ変わってくるときも、とても大切な「命の杖」です。徳というのは、社会通念上「良い」とされる気質や能力のことで、経験によって獲得できるとされています。

「徳」を含む言葉としては「功徳」「美徳」「人徳」などがよく知られていますが、他にも「福徳（財産や幸せに恵まれていること）」「徳望（徳が高く、人々から慕われること）」「才徳（優れた才知と人徳を兼ね備えていること）」「遺徳（死後まで残る人徳）」「余徳（先人の残した恩沢）」など、いろいろあります。

私はまた、「長生き」も徳の一つだと考えています。

老子の記した「道徳教」には「足るを知る者は富む（「満足を知る人は、貧しくても豊かである）」と記されています。心に徳があれば、日常の小さなことや周囲の人への感謝を忘れず、それこそが幸せにつながるという教えです。

このような徳をすべて身につけて、健康寿命を延ばすための知恵になれば、どんなに素晴らしいでしょう。

これもまた、健康長寿のために「知って杖と成り、知らずして灰と成る」につながることだと思います。

仏教では、善意・善行は良いカルマ（業）と幸福な転生をもたらし、悪意・悪行は悪いカルマと悪い再生をもたらすとされていて、これを「宿業」と表しています。前生で悪行をしていても、現生で善行をすることで成仏できるという意味です。

成仏とは煩悩から解脱して悟りを開くこと。転じて、死んで仏になること。ですが、「死んで仏になること」よりも、元気で生まれ変わって天生理論を実証するほうが望ましいと思いませんか？

天生理論では、人は人として生まれ変わるので、前世で身につけた徳を再び生かすこともできるのです。

善人は生まれ変わりという天生の徳を持って生まれてきているので、現生でも善人として長寿をまっとうして天生理論を体現できます。現生で善人であれば、生まれ変わったときにも天生理論に従って、来生でも科学文明の発展に寄与することができるでしょう。

徳の人生を我がものとし、来生に期待したいと思います。

人の命は宇宙とともに生きている

１９３０年、パウリというスイスの物理学者が中性子について調べていて、とある問題にぶつかりました。パウリは、電気を帯びておらず、とても小さくてとても軽い粒子があれば、その問題が解決できると考えました。そんな粒子があれば、どんな物質の中もスイスイ通り抜けられるというわけです。けれども、そんな粒子を見つけることはできないだろうとパウリは考えていました。

３年後の33年、この見えない粒子について研究していたフェルミというイタリアの物理学者は、これを「ニュートリノ」と名づけました。

56年、ライネスとカワンという学者が原子炉を使った実験で、初めてニュートリノを見つけることに成功しました。ライネスはこの功績で、ノーベル物理学賞に輝いています。

長い間、ニュートリノには質量（場所によって変化しない、そのものの重さ）がないと考えられていました。

その常識を打ち破って、ニュートリノに質量があることを発見することになったのが、梶田隆章博士（２０１５年ノーベル物理学賞受賞）のスーパーカミオカンデ実験と、マクドナルド博士（クイーンズ大学）のＳＮＯ《スノー》実験でした。それは、素粒子物理学の世界にとって衝撃的な発見だったのです。

ニュートリノは宇宙の中で、光の次に多い素粒子だとされています。ニュートリノの性質を理解すれば、宇宙の誕生や物質の起源を解き明かすことができるかもしれません。けれども、いまだに謎の多い粒子でもあります。

その謎に迫ろうとする研究者のグループもあります。ニュートリノを軸に、素粒子・原子核・宇宙にまたがる分野横断的な理論研究を行い、「時空とは何か」という謎にも挑戦しています。こうした謎の追究は、森羅万象、宇宙の謎、ヒトの生命を永遠にするカギなど、無限に続くことでしょう。

私は「人から宇宙を見るのではなく、宇宙から人間を見たほうがわかりやすいこともあるのではないか？」と考えています。

宇宙には、始まりも終わりもありません。私は、人の命も永遠に終わることなく、宇宙とともに生きていると思っています。ニュートリノをもっと探求していけば、森羅万象、宇宙の謎やヒトの生命のカギもわかってくるでしょう。

瞬間移動も決して夢ではない

ジェームズ・タイベリアス・カーク船長が登場するSFドラマ『スタートレック／宇宙大作戦』のシリーズに、どの星にも瞬間移動できるシーンがありました。私はこれを見て、「この未来は必ず訪れる」と考えたものです。

今は100歳時代と言われていますが、生まれ変わるたびに寿命は110歳へ、さらに150～200歳へと延びるでしょう。そのときには、宇宙の果てに瞬間移動できる能力を備えていることは間違いないと思っています。

人間は生まれ変わるたびに頭脳が進化し、文化も進歩し、やがては今の能力では計り知れないほどの進化を遂げて、必ず瞬間移動ができる時代は来るはずです。宇宙戦艦ヤマトやドラえもんのような瞬間移動です。60兆個のエネルギーがあれば、それによって「瞬間移動」ができるのです。人間は電子の塊なので、それが粒々になって飛んでいくイメージです。60兆個の電子の塊が宇宙遊泳する時代は目の前かもしれません。

もし今の地球が戦争や環境の悪化で住みにくくなったとしても、知識の高い人は瞬間移動して、1000億個も存在すると言われる地球を目指して瞬間移動できます。

ただし、そんな未来型の世界に生まれ変わるには、ある条件が必要かもしれません。それは、100歳時代には元気に100歳の壁を超え、110歳時代なら110歳の壁を超えないといけないということです。

瞬間移動するときは、移動プログラムにマクロファージを含む自然免疫や獲得免疫などの数値を入力することが必要です。その人の持つ電子エネルギーで、移動先が変わる可能性があります。自分のデータを入力すれば、「遠方の地球」または「近い地球」が決められるでしょう。

エネルギーの出力が弱いと、肉体的に瞬間移動するエネルギーが消耗するので、影響が避けられません。マクロファージが活性化していない人は健康な細胞数も少ないので、宇宙のかなたにある「異次元の地球」に瞬間移動できるかどうか疑問です。とはいえ、もしかすると平等な瞬間移動が可能になる未来が来ないとは限りませんが……。

全宇宙にある地球に瞬間移動するために、マクロファージの活性化を基本とする生き方が、私たちの使命なのかもしれません。いつの世も健康は一番の基本です。

人間に無限の知恵がある限り、こういうことは可能です。そこに私たちの現在の知識を持っていけない寂しさはありますが、生まれ変われる財産のほうが大きいと知るべきです。

「天生理論」による無限の幸せ

分子古生物学が専門の更科功先生の『宇宙からいかにヒトは生まれたか』（新潮社）には、次のように書かれています。

「私たちが奇跡的な宇宙に住んでいることを説明するのは簡単だ」

「私たちの宇宙が人間に都合よく調節されていても何の不思議でもない。こういう考え方を人間原理という。しかし、もしも宇宙がたくさんあるのなら、それぞれの宇宙で万有引力定数などが異なっている可能性がある。それぞれの宇宙で、物理法則は違うかもしれない。そうであれば、物理学も科学も適用できるのは私たちの宇宙だけということになる。つまり、物理学も科学も生物学と同じく個別的な学問という事になる」

「他の宇宙の物理法則を調べられる可能性は、まず間違いなくゼロだ。しかし、他の星の生物が発見される確率はゼロではない」

いかがでしょうか？　このような考えに私はとても共感し、尊敬の念を覚えます。そして私の天生理論で解釈するところの「星の生物」とは、「進化した私たちの未来の姿」であると言えるのです。

太陽系から40光年（1光年は光の速さで1年かかる距離）しか離れていない小さな恒星の周りを、地球よりも少し大きい惑星が回っていることが発見されたと、科学誌『ネイチャー』（2017年4月20日号）が報じました。「この程度の小さい惑星は珍しいものではない」とモントリオール大学のローレン・ワイス氏は述べたそうですが、これまでに発見されている岩石惑星の中でも特に太陽系に近いので、地球外生命の兆候を探すのに最適なターゲットとなりそうです。

かつて、私たちは「月ではウサギがお餅をついている」と教えられたものです。けれども、月に足を踏み入れた人間は、そうではないことを知りました。子どもの頃の知識は一変しています。見えなかった病気も瞬時に治せる時代が必ず来ます。

生まれ変わりによって、社会は進歩します。「戦争によって人口を減らす」「ウイルス戦争で人間が人間を抹殺して裁く」という国家社会は論外です。知識が高等化することで、そういう低次元な思想は消えていくことでしょう。

天生理論では、低次元から高次元へと進化し、戦争という言葉の存在は薄れていくと考えています。天生理論による無限の幸せを誇れる次元の到来です。

死にぎわに何を思う

友人である上村くにこ先生（甲南大学名誉教授）が、著書の『死にぎわに何を思う』（アートヴィレッジ）を贈ってくれました。先生はときどき研究所にも顔を出してくれますが、健康についてのお話や、ご自身の人生体験などを楽しく話される姿がとても輝いています。

その本からは、加藤咄堂さん（以下、トッドウさん）が明治37年に出した『死生観』を読み、その考えを取り入れたことがわかります。

トッドウさんは「肉体は滅びても、霊魂は永遠である」という考えを「古代の妄想」「科学を無視したる神秘主義」であると断じます。では、生命は肉体の1代限りで終わるのかというと、そうではないと言います。「死生は宇宙の幻影のみ、ひと波退きてひと波来る」、つまり生命とは、現れては消え、消えては現れる波のようなものだというのです。

トッドウさんは死に方を6種類に分類し、最初の3種類を「良い死」、後の3種類を「悪い死」であるとしました。

次の①〜③が良い死です。

①「生死一如」という仏教的達観に至って死ぬ
②死ぬことで社会的に生きようとする（英雄の死）
③死ぬのを天命として受け入れる

そして、次の④〜⑥が悪い死です。

④死んだら楽になるだろうと、自棄自暴になる
⑤あの世で幸福をつかもうと思う（自殺、情死）
⑥死んだら天国へ行けるという迷信を信じる

あなたなら、どれを選びますか？　トッドウさんは、本を締めくくるにあたって、死ぬべき道があり、死ぬべきときがあるのだから、これをきちんと見定めて、宇宙の活動に寄与しようと呼びかけます。

上村先生がトッドウさんの「死生問題」の本を読んだときの感動がひしひしと伝わってきました。

コラム

「命のモーメント図」をつけよう

私が名づけた「命のモーメント図」とは、あなたの「血液検査の結果」を記した「折れ線グラフ」のことです。

横軸には検査した年月を、縦軸にはコレステロールでも血糖値でも、血液検査の結果を記します。安全な値の範囲は赤線などでわかるようにしておきます。

ここにあるグラフは「肝臓がんの腫瘍マーカー」の事例です。縦軸が腫瘍マーカーの数値で、100のところに太線を引いています。この下であれば安全域というわけです。

実際、この患者さんの主治医は、1月(50)、2月(65)は安全域だったのが、3月(115)に安全域を超え、6月(235)に上昇したことで、副作用のない生薬を処方したところ、8月に効果を認めました。

けれども、そこで患者さんの意向で処方を停止しました。すると、9月に再び上昇したので、6月と同じ処方を再開したところ、10月には効果が見られました。

命のモーメント図

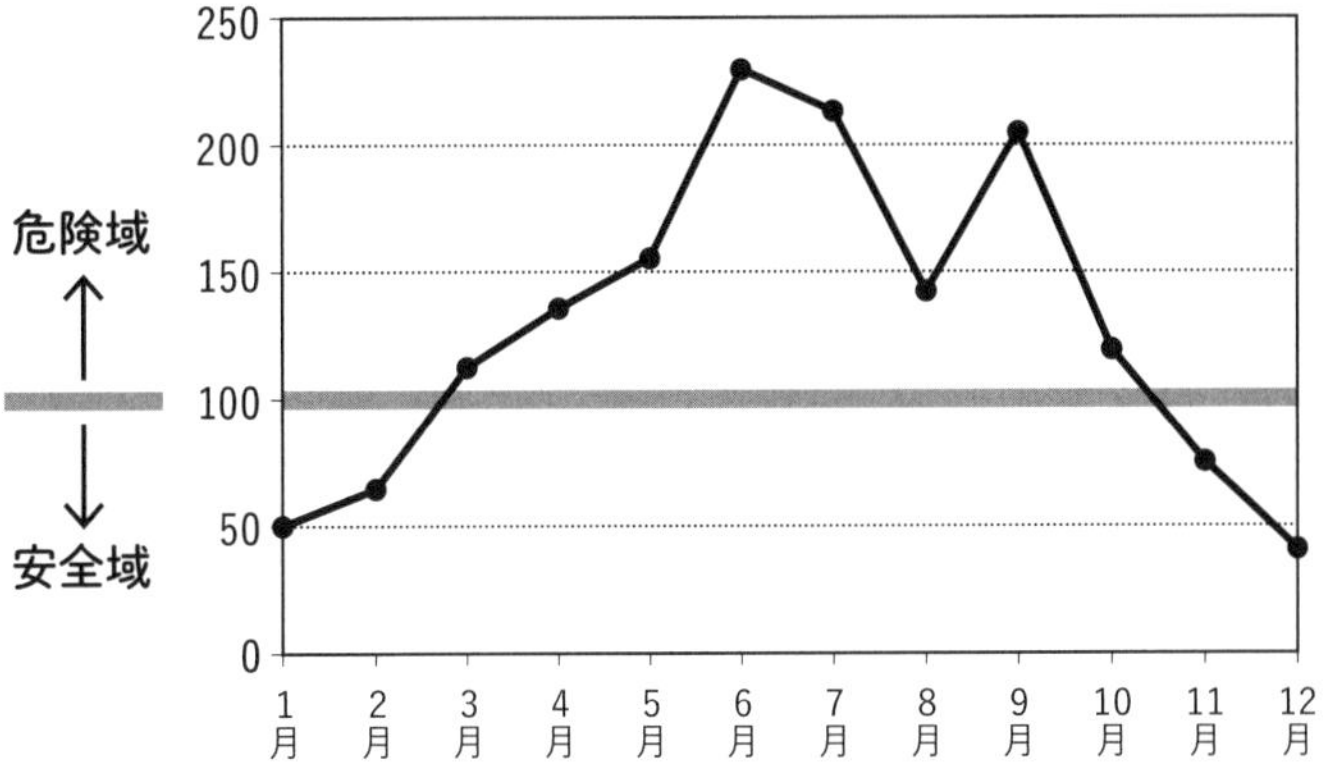

血液検査の結果はそのつど主治医が教えてくれるでしょうが、このように時系列にして推移がわかるようにしておけば、お医者さんと治療方針について話し合うときにも納得しやすいはずです。

毎年の健診の血液検査の結果を、ぜひモーメント図にしてください。

自分のマクロファージがどのぐらい活性化しているか、あるいはボーンマローによる軽断食がどのような影響を与えているか、一目でわかります。ご自身の健康管理のモチベーションにもつながるでしょう。

私はこの「命のモーメント図」を医師の方々にもぜひ活用していただきたいと願っています。

刊行に寄せて

本書の刊行に伴い、医学界を中心に各界でご活躍の皆様に「長寿の秘訣」をお伺いしました。ご回答いただいた皆様に感謝するとともに、ぜひ参考にしていただきたいと思います。

大連大学附属中山病院院長／骨科医学研究センター主任　趙　徳偉

整形外科スポーツ医学の観点から、生命の本質は動きであり、意図的かつ計画的な運動は、人体の健康機能を改善することだけでなく、運動の中で特に自然に近い環境の中で、運動による楽観的な気分を維持することができます。

「流水腐らず、戸枢《こすう》螻《ろう》せず」（いつも活発に動いているものには、沈滞や腐敗がないというたとえ）

年齢層によって、高齢者であっても、年齢に合う適切な運動を継続することで、骨格筋や関節機能を維持し、老化を遅らせることが大切です。それと同時に、年齢を超えた運動機能を持つことで初めて、長寿の意味と価値を実感することができます。

いわゆる長寿とは、生存期間の延長だけでなく、考え方や生活の質を重視することでもあります。長寿の目標を達成し、前向きな姿勢で長寿の幸福と喜びを楽しむことができます。

大連大学附属中山病院　脳神経外科主任　**高　宝山**

孔子の「論語」にこんな言葉がある。

「知者楽水、仁者楽山、知者動、仁者静、知者楽、仁者寿」

知者、いわゆる賢い人は、知恵があり賢明である。その喜びは水のようで、争うことなく、清く穏やかである。

仁者《じんじゃ》、いわゆる道徳的に完全な人は、慈悲と寛容にあふれている。その喜びは山のようであり、高く、堅く揺ぎないものである。

知者は、よく動き、よく考え、その中で楽しんでいる。

仁者は、静かで、意志を貫き、その中で幸せになることを望む。

「知」と「仁」は互いに補完し合い、慈悲深い人は慈悲に安住し、賢い人は慈悲から恩恵を受ける。つまり、世間は千差万別だが、心に優しさを持って幸せになり、自分の運命を知り、人生に安らぎを感じる。山や水を愛し、自然を敬い、心にゆとりを持つことこそ、長寿の真の意味を得ることができるのです。

大阪脳神経外科病院院長／大連中山病院名誉院長
瀧本洋司

在宅の要介護者数は124万3千人、そのうち、寝たきり者数は35万6千人となっています。要介護者を寝たきり等の程度別にみると、「全く寝たきり」16万7千人（要介護者の13・5％）、「ほとんど寝たきり」18万9千人（同15・2％）、「寝たり起きたり」51万1千人（同41・1％）となります。

また、65歳以上の高齢者の主な死因として、悪性新生物・心疾患・老衰に続く第4位にあげられるのが「脳血管疾患」です。脳血管の異常が原因で起こる脳・神経の疾患の総称です。「脳血管疾患」の中でも代表的な疾患としてあげられるのが「脳梗塞」「脳出血」「くも膜下出血」「血管性認知症」「高血圧性脳症」。これらの疾患は高齢になるほど発症率が高く、寝たきりになる原因疾患1位としても知られています。

「脳血管疾患」に共通するのは、高齢で高血圧の人や喫煙者、大量に飲酒する人、肥満や生活習慣病のある人がなりやすいということです。脳血管疾患の月別死亡率をみると夏期と冬期とでは約1・2倍冬期に多く、この疾患の特徴であるといえます。

食生活では高血圧予防のため、減塩や肥満防止、そして適度な運動、禁煙、また飲酒は適量にすることが脳の血管に負担をかけない生活習慣となります。更に、脳に存在するミクログリアや、身体全体のマクロファージに負担をかけない生活習慣により、100歳現役長寿は叶えられると信じています。

大阪脳神経外科病院　間脳下垂体外科・内視鏡センター長　谷口理章

人生百年時代と言いますが、今から100年前の1922年と言いますと、第一次世界大戦が終わって数年ということで、ソビエト社会主義共和国連邦が成立した年のようです。はるか遠い昔のように感じますが、人生百年とはこのような長い時間を生きることなのだと感慨深く感じました。

健康で長生きと言いますと、超人的な気力・体力が要求されるように思われますが、体に害を及ぼす行為を避け、体にいいことを毎日少しずつ続けていくという気楽な心掛けでいいのではないでしょうか？

ただ重要なのは、これを地道に継続していくことだと思います。特に食事も含めた生活習慣はとても大事です。継続していくことで体に内在する力が発揮され、精神的にも肉体的にも健康な人生百年を目指しましょう。

甲南大学文学部名誉教授　上村くにこ

6年前に、肺がんになってから、私の健康観が変わりました。自分は健康な体に生まれたのだから、普通の健康法を普通にしていたら大丈夫、つまり何もしなくて大丈夫と思っていたのです。思いがけずがんの診断をうけて衝撃をうけ、なぜ自分はがんになったのか、どうしたらがんで死ななくてすむのか知りたいと思い、沢山の本を読み、手当たりしだいに講演会を聞きにゆきました。

そこで標準医学からさまざまな民間療法まで、世界中でたくさんの療法が語られていることに驚きました。まるで正反対の考え方もあれば、方向は同じでも具体的な処方が乱立していて戸惑います。しかし私の身に危険が迫っているのですから、自分の体力と予算にあう療法を、その時その時に自分の判断で選んでゆくより他ありません。手術をしてくださった先生は「もう普通の生活をしていいですよ」と言われましたが、それは違うような気がして、玄米・菜食を厳密に守る療法を始めると、とても元気になったような気がしましたが、激ヤセしたので

「上村はもうすぐ死ぬ」という風評が立ったとあとで聞きました。体温を上げるために生姜を喉がヒリヒリするまで食べて、生姜が大嫌いになってしまった失敗もあります。たくさんの療法を試しましたが、楽しく続けられているのは結局、気功、長湯、腹七分目くらいです。それでもありがたいことに、これまで6年間ＱＯＬの高い生活を過ごせています。

一番難しいのはストレスを作らないことです。自分をがんじがらめにしている仕事や家族関係のシガラミを思いきって手放したつもりでしたが、次から次にやってくる新しいストレスに自分でもびっくり。ガンちゃんは私のくそ真面目な小心を治せと教えてくれているのだと、最近になってわかってきました。

毎日その日をしっかりと生き、起こってくることを素直に受け入れ、楽しく生きることが、いかに大切で難しいことかを、いまでも感じるストレスの渦のなかで痛感しています。「ガンちゃん」は私の教師だとつくづく感謝するこの頃です。

仏教思想研究家／作家　**植木雅俊**

この夏、私は七十一歳を迎えた。こんなに長く生きてこられたことに感謝している。思えば、これまで少なくとも四度、死ぬ目に遭っている。

最初は、小学二年生の夏に海水浴場に隣接する波止場で溺れ死ぬところだった。それは、私の自伝的小説『サーカスの少女』（コボル）にも詳しく書いている。その頃、まだ泳げなかったが潜水は一分ほどできた。波打ち際から直角に伸びる突堤に立ち、「ここから砂浜まで斜めに潜っていけば、足の着くところまで行ける」と考え、ザブーンと飛び込んだ。一かき、二かき……して、もういいかなと思って、足をおろすと、着かない。後で聞くと、海岸線と平行に進んでいたそうだ。慌ててもがいた。海水を相当に呑んだ。隣の海水浴場には大勢の人がいたが、波止場には誰もいなかった。そこへたまたま高校生がやってきて、溺れているのを見つけて飛び込んで助けてもらった。その高校生が来ていなかったら、私の今はなかった。

また、その年の真冬、寒さの厳しい日曜日、暖房器具と言えば練炭火鉢しかない家に一人でいた。あまりの寒さに火鉢にしがみついていた。そこへ友達が「遊ぼう」と声をかけた。「はーい」と返事をして、オーバーコートを着たところで、大の字になって卒倒した。友達は、「返事は聞こえたけど、出てこないので、帰った」そうだ。発見された時は、口から泡を吐いて、冷たくなっていたという。一酸化炭素中毒であった。意識を取り戻したのはその翌日のことだった。ご丁寧に、後頭部を敷居にぶつけていた。

それから数十年経って、友人に一酸化炭素中毒には、言語障害や知能低下という後遺症があるらしいと話していると、「いや、もう出ている」などと言われ、やはり、そうかなと思ったりするが、でも、そんなことを忘れたかのように、「今」を生きている。

そして、高校二年生の時、先の海水浴場に設置される満潮時で高さ三メートルほどになる飛込台から飛び込んだ時のことだ。真下に誰もいないと思っていたら、潜っていたやつが浮上してきて、あれよあれよと言う間にガツン！　地上であれば気を失うところだろうが、すぐに海水で冷やされてそれはなかった。ただ上半身が麻痺していた。仰向けになり足だけで泳いで砂浜に上がった。病院では、よく首の骨が折れなかったねと言われた。ただ、その後、数年にわたってむち打ち症に苦しんだ。

さらに、二〇一二年九月八日の深夜、腹部の激痛に襲われた。救急車で搬送され、胆石があると診断され、「今日だけは、水を飲んで、明日から普通の食事にしてよい。胆石は、近いうちに摘出したほうがいいですね」と言われて帰宅した。翌日から普通の食事をとった。そのまた翌日は、知人の出版記念会だったので、スーツに着替え、ネクタイを締めた。ところが、どうも微熱が続いているし、妻が「顔色が悪い」という。鏡を見ると黄疸の症状に似ている。

慌てて、大学時代の先輩の医者に電話した。「それは胆嚢炎の疑いがあります。急いで病院へ」と言われた。救急医は胆嚢炎を見落としていた。それは、一切食べ物を口にしてはならないもので、出版記念会に行っていたら、アルコールも飲むだろうし、命取りであった。

翌日の月曜日、朝一番で病院へ。スキャナーで見ると、胆嚢がパンパンに膨らんで今にも破裂しそうになっていた。緊急入院と言われたが、「やるべきことがあるので、夕方まで待ってください」と言うと、「あなたは、その間に敗血症で死んでいます」と言われた。「72時間の壁」ぎりぎりであった。

入院すると、即座に胆汁を長い注射針で吸い取ると、太い注射器の中にどす黒い液体が充満した。普通は二ミリほどの胆嚢の壁が九ミリにもなっていた。抗生物質の投与が太い注射器で相次いで行われた。まさに「九死に一生を得た」思いだった。

二〇二一年は、日蓮生誕八百年に当たるということで、角川ソフィア文庫の編集長から、日蓮に関する本の出版を相談された。日蓮の著作を読み漁っていて、「今まで生きて有りつるは此の事にあはん為なりけり」という言葉に出くわした。今まで、何度も死ぬような目に遭いながらも、今こうして生きている。それは不思議としか言いようがない。人は、生まれてきて、気が付いたらこの世に生きていたという存在である。なぜ、何のために今こうして生きているのか、それを知るところに生きがいが見いだせるであろう。それは、「此の事」に遭うためであったと思える瞬間に出くわすことではないかと思った。

では、私にとって「此の事」とは何であろうか？　稀代の仏教学者・中村元先生と出会ったことであろうか。中村先生に「博士号を取りなさい」と言われてお茶の水女子大学で学位を取得したことだろうか。サンスクリット語を四十歳から学んで法華経を原典から翻訳したことだろうか。あるいは、その翻訳『梵漢和対照・現代語訳　法華経』上下巻（岩波書店）で毎日出版文化賞を受賞したことだろうか。その拙訳がＮＨＫのプロデューサーの目にとまり、ＮＨＫ－Ｅテレ「１００分de名著　法華経」の講師として出演したことであろうか。さらには『日蓮の手紙』（角川ソフィア文庫）を出したことで、さらに「１００分de名著　日蓮の手紙」にも出演したことであろうか。

いやいや、私はこれから待ち受けているであろう「此の事」という未知との遭遇を楽しみに日々を過ごしている。この思いが、私にとっての健康法なのかもしれない。

このコロナ禍の三年間だけで、十冊の本を出版した。机に向かいっぱなしという不健康な生活で、中性脂肪や、悪玉コレステロールが高いと指摘されたが、サバの味噌煮缶を食べ、妻に引っ張り出されて散歩も欠かさずにいる。

甲南大学理学部名誉教授　**太田雅久**

「健全な精神は健全な肉体に宿る」と小さいころに教わったことを覚えています。健全な精神と肉体なしで健康寿命を伸ばしたとは言えないでしょう。では、日々どのように心がければいいのか。人それぞれだと思いますが、高齢になり社会との関係が薄くなってくると実行可能になることが色々見出せるのではないでしょうか。

身体の健康を保つには規則正しい生活が基本になると思います。時間に束縛されることが少なくなる高齢になればかなり可能になってきます。ただし、自己管理能力が不可欠という難題はあります。私は、毎朝起きてから洗面を済ませ、仏壇に水を供え、自分もコップ一杯の水を飲み10分間ラジオ体操に似た独自の体操を行います。このルーチンで20分。その後、お決まりの朝食を準備し食べ終わるまで約1時間余り。これで今日一日の体調がつかめます。始めておよそ5年になりますが、体調のいいとき、この時間は珈琲の香りに包まれた一種至福の時です。旅先でもこれに似たことはできます。

一方、気持ちの健康の方は、社会の出来事に少し鈍感になること、つまり悪い意味での相対主義を心がけることが有効かと思います。世の中には色んな人がいる。そんな出来事があってもおかしくない。目くじらを立てずに見守っておきましょうというように。

しかし、社会と距離は置いても「社会と個人は不可分」ですので、理性的に社会の現状を認識し行動の可能性を秘めておく頭脳のトレーニングは、社会の一員として健康寿命を伸ばすのに大切かと思います。

母から受け継いだマクロファージの免疫力に守られていることを学びました。
これは全ての人間への素晴らしい贈り物です。

検眼博士　マニラ中央大学　**ノエミ・ロンキリオ**

私は長年、健康長寿と病気対策のために、常に運動と適切な食事を心がけてきました。肥後博士のマクロファージに関する発見を知るまでは、私の努力は十分だと思っていました。

医学博士／皮膚科医　**ユリ・D・イベラ**

マクロファージが生体内でどのように働くかを目の当たりにしたことは、私にとって素晴らしい経験でした。
肥後博士がマクロファージの数を増やし、活性化させるために考案されたものは、本当に素晴らしい発見です。免疫力を高めるために、ぜひ試してみてください。

医学博士／産婦人科医　**フィリス・C・イベラ**

フィリピン不動産仲介業

エミリー・アルバレス

私はとても忙しい人です。私は仕事のせいでスケジュールがとても忙しい。ゆっくり休んでよく眠れるように時間を作るようにしています。これは私の力をよみがえらせる。よく食べることも健康に良いことの一つです。運動する時間もあります。健康的な生活を送るためには、仕事と時間のバランスがとても重要です。

フィリピン財務アドバイザー

アニー・ショットウェル

私の健康のための方法は、よく寝て、適度にオーガニック食品を食べることです。できるだけ運動をして、友達や家族と幸せに過ごしています。私は人生を楽しみ、長生きしたい！

黒瀬英昭

弁護士／黒瀬法律事務所所長

「おいしく食べて」「出すべきものは出す」。
それに加えて、ときどきお酒がおいしく飲めれば、こんな幸せなことはありません。

おわりに

私が主宰する研究所では、国内外の大学、研究所、製薬企業と共同研究をしています。また、国内の病院やクリニックで、糖尿病の患者さんなどを対象に企業ライセンス製品の臨床研究をして、効果・効能などのデータを集積・分析しています。外国の製薬会社からの依頼を受け、日本人の糖尿病患者などへの効果に関する臨床研究の結果をまとめ、最終的には論文を発表したりもしています。

5章で紹介した軽断食による「ボーンマロー栄養法」は、この研究所の研究員の現場経験に基づいて実証されたものです。

医学研究には「基礎研究」と「臨床研究」の2つがあります。基礎研究は遺伝子や免疫の仕組みを調べ、人体の構造・機能・メカニズムを明らかにしようとします。私は基礎研究の現場で日々健闘しているわけです。

若かりし頃の出来事です。私は病院の中庭で車椅子に乗って日光浴をしている少女に声をかけました。少女の腕にはいくつもの痛々しい注射針の痕跡がありました。少女が言いました。「この病院で夜になるとお母さんは毎晩泣いている。お母さんを泣かせたくないので、私、頑張るの」

それ以来、私は研究室から離れませんでした。1年が過ぎた頃に少女に会いに行ったのですが、ドナーが見つからなかった彼女は逝ってしまっていました。私の研究がもっと早く進んでいたら……。悔やんだ末に、私は研究の道に進みました。

「石の上にも三年」と言いますが、5年でも、7年でも、13年でも、血液からわかる健康の真実は見えてきません。15年を過ぎた頃に、ようやく見えなかったものが見えてきました。15年も通過点に過ぎませんが、その通過点でようやく光が見えはじめます。

30年以上のベテラン科学者であれば、私が考案した位相差顕微鏡を使って血漿の中の糖質を見ることもできます。その人の食事生活習慣を聞き、血液画像と見合わせれば、糖質摂取の多い少ないも95％の確率で見えてきます。

そういう研究観察の奥深くにマクロファージの活性哲学が見え、健康寿命が110歳を軽〜く超えられる知恵がわき出してきます。

短期で成果を出せた研究者は幸せでしょうが、私のように一点に集中して研究していると、答えが現れたと思うと同時に宿題も現れ、悩みは尽きません。

また、研究結果を他の人が評価してくれなければ、その研究は無意味になるかもしれません。人のためになる研究成果でも、砂丘の砂を親指で掬《すく》うほどの数しか認めてもらえないのがこの世界です。


1滴の生きた血液画像を研究していてわかったのは、マクロファージの恩恵です。親譲りで備わっている自然免疫マクロファージは、あなたが寝ていても呼吸が止まらないように活動し、ウイルスや細菌に感染しないように、がんの芽がはびこらないようにと、日夜壮絶な闘いをし、守ってくれています。

ただし、さすがのマクロファージもあなたが食事をはじめ、乱れた生活を送っているうちに徐々に弱りはじめ、あなたを守ることができなくなります。その結果、あなたは「短命でしたね……」と周りの人に言われることになるのです。


父母から受け継いだ卵黄嚢由来のマクロファージが大切な免疫であり、あらゆる病気に貢献していることが、さらなる研究で認められるときはそう遅くないでしょう。

人生100年時代ですが、あなたを守ってくれるマクロファージを活性化し、「死ぬ気がせん！」と感謝する生き方をしていれば、１００歳ではなく１０８歳を目標にでき、マクロファージや細胞たちも頑張ってくれて、寿命は１１０歳を軽く超えるでしょう。それこそが、本来の人間としての使命で、生まれ変わりこそが天生の理なのです。

マクロファージを活性化させる軽断食法で「死ぬ気がせん！」を手に入れ、７００回でも１０００回でも生まれ変わりましょう。必ず細胞が導いてくれるでしょう。あなたの生き方・考え方・実践の仕方によって、生まれ変わりはきっと早くなります。

＊本書に記載されている内容は、私が論文や書籍などから得た、また、私自身の経験や専門家などへのヒアリング（聞き取り）に基づいた私個人の意見です。本書に記載されている情報の使用・適用の際には各人の状況に十分配慮されるとともに、かかりつけ医、専門医のアドバイスに従ってください。使用・適用の結果、生じたいかなる損害や傷害、リスクなどの結果に対し、私および出版社は一切の責任を負いかねます。また、本書で取り上げている個別の事例、食品、軽断食に関する問い合わせにはお答えできませんのでご了承ください。

参考資料

- 一般社団法人 日本臨床栄養代謝学会「新型コロナウイルス感染症（COVID－19）の治療と予防に関する栄養学的提言」
https://www.jspen.or.jp/wp-content/uploads/2020/06/5bdc239305f0713ca6502e51174ea20f.pdf
- 厚生労働省 医薬安全対策課「ガドリニウム造影剤の使用上の注意の改訂について」（2017・11・17）
https://www.mhlw.go.jp/file/05-Shingikai-11121000-Iyakushokuhinkyoku-oumuka/0000184829.pdf
- 文部科学省科学研究費補助金新学術領域研究「ニュートリノフロンティアの融合と進化」
https://www-he.scphys.kyoto-u.ac.jp/nufrontier/
- 医療法人社団 小白川至誠堂病院「腹七分目とマクロファージ」
http://www.kojirakawa-shiseido-hp.com/health/腹七分目とマクロファージ/
- NATIONAL GEOGRAPHIC「新型コロナの臓器損傷、世界最高輝度のX線が明らかに」
https://natgeo.nikkeibp.co.jp/atcl/news/22/013100045/

- NATIONAL GEOGRAPHIC「コロナとアルツハイマーに意外な関連、よく似た症状の謎と光明」
https://natgeo.nikkeibp.co.jp/atcl/news/22/011900030/
- 熊本大学学術リポジトリ「マクロファージの起源、発生と分化」熊本大学名誉教授　高橋潔
https://www.lib.kumamoto-u.ac.jp/reposit/Kiyo_index/takahashi.html
- 第12回北大若手研究者交流会講演「組織常在性マクロファージによる生体恒常性の維持」北海道大学大学院医学系研究科　橋本大吾
https://www.eng.hokudai.ac.jp/others/h_wakate/seminar12-abstract.html
- 日本臨床免疫学会会誌「専門スタディー2‐2　マクロファージ・樹状細胞　マクロファージ・樹状細胞の起源・分化と機能の多様性」
https://www.jstage.jst.go.jp/article/jsci/39/4/39_320/_article/-char/ja/
- バイテク情報普及会「日本での利用状況」
https://cbijapan.com/about_use/usage_situation_jp/
- サライjp「1日3食は江戸時代から！ その意外な2つの理由とは【江戸庶民の食の知恵】」
https://serai.jp/hobby/1047048
- 特定非営利活動法人　日本オーガニック＆ナチュラルフーズ協会「Q＆Aでオーガニックを知ろう！」
https://www.jona-japan.org/qa/

- NATIONAL GEOGRAPHIC「40光年先に地球似の惑星を発見、生命探しに最適」
https://natgeo.nikkeibp.co.jp/atcl/news/17/042000152/
- ＪＡ全農長野「野菜の栄養素を落さずに食べる方法を教えてください。」
https://www.nn.zennoh.or.jp/faq/2017/01/post-24.php
- NATIONAL GEOGRAPHIC「めまい、混乱、言葉が出ない…コロナは軽症でも認知力低下の恐れ」
https://natgeo.nikkeibp.co.jp/atcl/news/22/041900181/
- スペクトラム ブランズジャパン株式会社「水道水からカルキ抜きするおすすめ方法３選」
https://spectrumbrands.jp/article/aqua/tropicalfish04/
- geefee「天然のサプリ!ボーンブロスの健康効果を徹底解説!」
https://www.geefee.co.jp/食事/栄養素/天然のサプリ！ボーンブロスの健康効果を徹底解説！
- モーリー薬膳ラボ「ボーンブロスという新たなスーパーフードはエイジングケア薬膳になる」
https://yakuzenmolly.com/2020/09/15/blog20200915/
- 神戸大学「マクロファージの殺細胞作用を高める新規がん治療標的タンパク質ＳＩＲＰβ１を発見」
https://www.kobe-u.ac.jp/research_at_kobe/NEWS/news/2021_12_21_01.html

●日本薬理学雑誌「マクロファージ内ペプシン様酵素と免疫」大西治夫
https://www.jstage.jst.go.jp/article/fpj1944/81/5/81_5_451/_article/-char/ja/
●亀田メディカルセンター 医療法人鉄薫会 医療ポータルサイト「精子と卵子のおはなし」
http://www.kameda.com/patient/topic/reproductive_technique/07/index.html
●『宇宙からいかにヒトは生まれたか 偶然と必然の138億年史』更科功（新潮社）
●『「生まれ変わり」を科学する 過去生記憶から紐解く「死」「輪廻転生」そして人生の真の意味』
大門正幸（桜の花出版㈱）
●『親指はなぜ太いのか 直立二足歩行の起源に迫る』島泰三（中央公論新社）
●『科学と宗教』Thomas Dixon／中村圭志訳（丸善出版）
●『科学が宗教と出会うとき 四つのモデル』I・G・バーバー／藤井清久訳（教文館）
●『科学者はなぜ神を信じるのか コペルニクスからホーキングまで』三田一郎（講談社）
●『科学と宗教』A・E・マクグラス／稲垣久和・倉沢正則・小林高徳訳（教文館）
●『[新訳] 老子 雲のように、水のように、自由に生きる』岬龍一郎編訳（ＰＨＰ研究所）

●『死にぎわに何を思う　日本と世界の死生観から』上村くにこ（アートヴィレッジ）
●『ＧＥＮＩＵＳ　ＬＩＦＥ　万全の体調で生き抜く力』マックス・ルガヴェア／江口泰子訳（東洋経済新報社）
●『好きになる免疫学』萩原清文／多田富雄監修（講談社）
●『スマホ脳』アンデシュ・ハンセン／久山葉子訳（新潮社）
●『成功者はなぜ、帝王學を学ぶのか』中野博（現代書林）
●『食べ物はこうして血となり肉となる』中西貴之（技術評論社）
●『千島学説論争』千島喜久男（新生命医学会）
●『のほほん解剖生理学』玉先生／大和田潔監修（永岡書店）
●『人は生まれ変われる。前世と胎内記憶から学ぶ生きる意味』池川明・大門正幸（ポプラ社）
●『未来の進化論　わたしたちはどこへいくのか』更科功（ワニブックス）
●『宮沢賢治と法華経　日蓮と親鸞の狭間で』松岡幹夫（昌平黌出版会）
●『有害重金属が心と体をむしばむ　デトックスのすすめ』大森隆史（東洋経済新報社）

マクロファージ活性《かっせい》　110歳《さい》の秘訣《ひけつ》

2023年 2月 6日　初版第 1 刷

著　者――――――――――肥後春男《ひごはるお》

発行者――――――――――松島一樹

発行所――――――――――現代書林

〒162-0053　東京都新宿区原町3-61　桂ビル
TEL／代表　03（3205）8384
振替00140-7-42905
http://www.gendaishorin.co.jp/

ブックデザイン・図版――藤田美咲

写真（表4）―――――――大森廣巳

印刷・製本　㈱シナノパブリッシングプレス
乱丁・落丁本はお取り替えいたします。

定価はカバーに
表示してあります。

ISBN978-4-7745-1968-5 C0047